健康生活系列

糖尿病
健康指南

王治元 等 编著

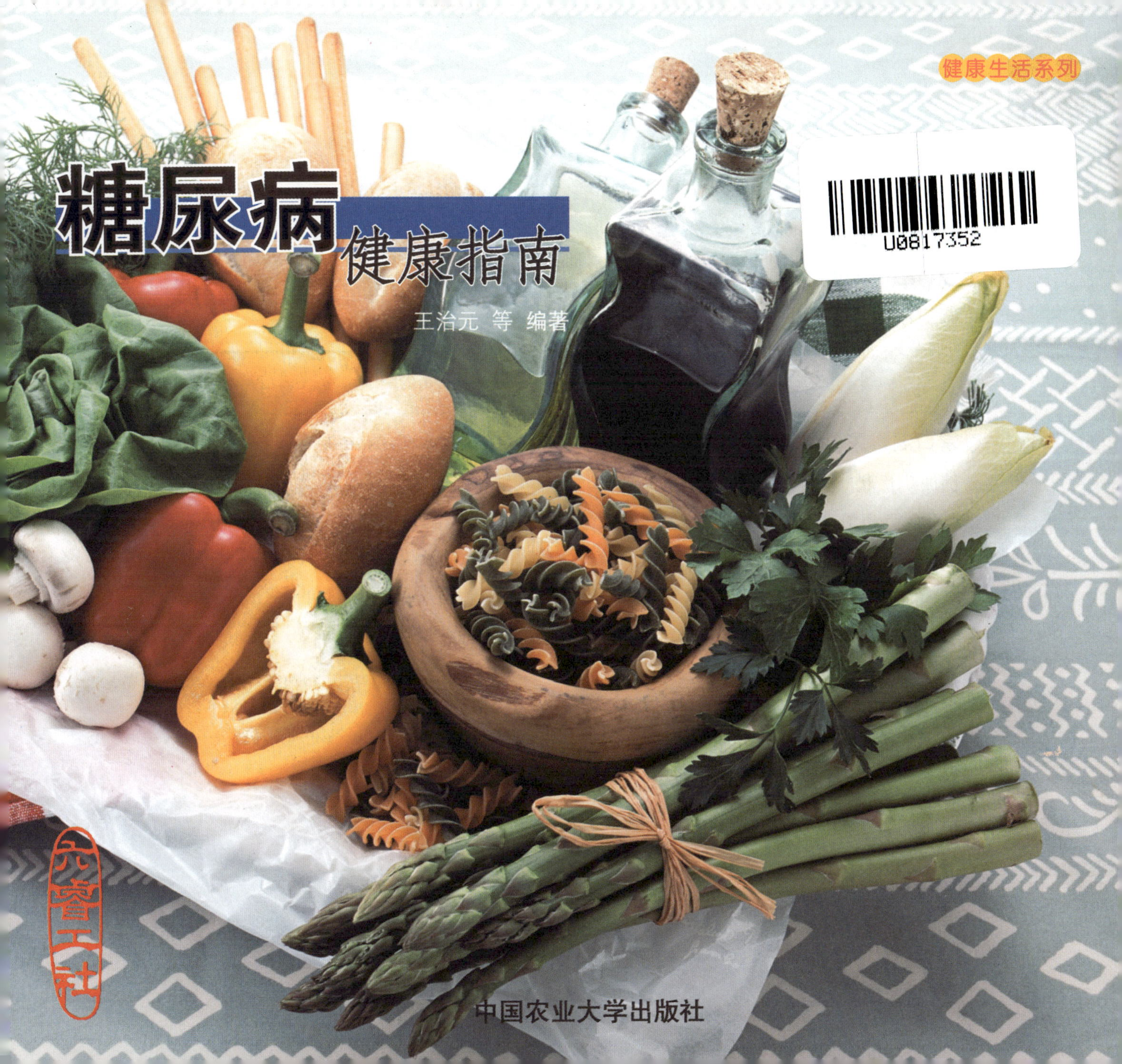

中国农业大学出版社

目录

Part2 认识糖尿病

Part3 糖尿病自我检查

Part4 糖尿病的**诊断与治疗**

Part5 糖尿病的日常保健与预防

Part6 附录：糖尿病患者建议食物交换表

（注：文中出现的物品价格均按新台币计算，请按当前人民币汇率换算。）

【修订版·序1】

明确认知糖尿病

在21世纪的未来，我们将面对一种与遗传密切相关的遗传疾病，那就是糖尿病。而腹部的肥胖、胰岛素阻抗性与糖尿病的出现，也引出一个新的疾病名称——“新陈代谢症候群”。

而“腹部肥胖”及“胰岛素阻抗性”对于病友而言，只是两个医学名词，可是对于医疗工作者来说，则是面对新陈代谢相关疾病时的重要概念。

胰岛素阻抗性及腹部肥胖所代表的意义，不只在于糖尿病血糖的控制，更重要的是伴随这些症状出现的并发疾病，包括高血压、血脂代谢异常、动脉硬化及心血管冠状动脉疾病等。

根据新近的统计资料，这些代谢异常的疾病在一般人口中十分普遍。台湾地区的15岁以上的疾病统计资料显示，约有18%的人，是新陈代谢症候群的危险族群，其中糖尿病是最严重的一种慢性病，约占总人口的8%，而且发病的年龄正在快速的下降中，因为现在门诊中，糖尿病患者的年龄只有二三十岁，已经是很常见的现象。更就医学的观点来说，新陈代谢症候群在工业文明愈发达的国家愈常见，是一种文明病。

导致新陈代谢症候群的原因包括遗传、内分泌荷尔蒙因老化而减少、肥胖、缺乏运动及营养过剩。新陈代谢症候群的最重要病源在于胰岛素阻抗性及高胰岛素血症，胰岛素虽然是控制血糖的荷尔蒙，却也是一种生长刺激因子。胰岛素阻抗性的出现使得身体需要更多的胰岛素来控制血糖，这种恶性循环除了使病患的体内控制血糖的机转失效，形成糖尿病外，更因为胰岛素是生长因子，而增加了血脂代谢异常及心脏动脉血管硬化的机会。最近几年的研究更发现，高尿酸血症及凝血机制异常也常见于新陈代谢症候群，其中心血管疾病的患者常常合并高尿酸血症，有些研究显示，治疗高尿酸血症有助于改善心血管疾病的预后。而糖尿病的患者常见合并这些并发的慢性病。

因为新陈代谢症候群除了以血糖异常、糖尿病表现外，常常合并前述的许多疾病，所以患者常常需要多种药物的联合治疗，过去因为患者每天隔6~8小时就得服药，容易忘记服药且会影响病人的生活品质，所幸现在的药物多为长效剂型，每天多数只需服药一次即可。

不过这些新陈代谢疾病除了与遗传相关的部分外，都是身体退化或老化的表现，除了药物之外，“规律有节制的饮食及适度的运动”才是预防医学中最应该被重视的。

而本书的内容就是希望以浅显的文字与图解，使糖尿病患者可以对此种疾病有基本的观念及卫教的认知，而传统的医疗是否有一定的疗效，也邀请了知名的中医专家做审定的工作，我们希望能借由此书的修订，给糖尿病患者对于此种疾病有明确的认知。

王治元

亚东医院新陈代谢科主任医师

【修订版·序2】

提供最正确的医学观念

糖尿病是名副其实的文明病，最近几年，世界各国糖尿病患者都有增加的趋势。

据统计，台湾地区在最近几年，40岁以上的糖尿病患者数量呈倍数增长，发病年龄也逐年下降。十大死因中，糖尿病亦名列前茅。增加的原因很多，除了医疗诊断技术的进步，民众知识水准的提高，人们寿命的延长，最重要的可能是经济蓬勃发展，饮食西化及生活习惯的改变，大家吃得好、动得少，体重增加所致。

糖尿病是一种慢性的代谢疾病，控制不良时会带来很多急、慢性并发症，如视网膜病变造成失明；肾脏病变引发尿毒；神经病变致使手脚发麻，失去知觉；大血管病变造成脑中风、心肌梗塞，对于个人、家庭的经济、生活都有莫大的影响，对于国家更是造成很大的损失。

本书对于糖尿病的病因，阐释十分清楚，治疗的方法涵盖了药物、饮食及运动，预防更是提供全方位多角度的卫教措施。主要是让糖尿病患者达到下列目标：

1.让病患觉得身心愉快，能应付日常的生活及工作；

2.减少急性并发症，如高血糖昏迷或低血糖、细菌感染等；

3.避免或减缓慢性并发症等。

治疗糖尿病，除医疗人员外，家属的参与扮演一个很重要的角色，家属对糖尿病的了解越多、参与越多，对患者越关心，患者的血糖控制就越理想。

“观念可以改变人的生命，也可能是治病的良方”，本书由临床经验丰富的医师撰写，提供了医学上最正确的观念。以希望和乐观的态度来帮助大家寻回健康。“健康是人生最可贵的资产”，希望借由这本书，能带给您更健康的人生。

陈旺全

台北市立联合医院主任医师

Part 1

建立正确观念

常口渴、尿多就是糖尿病？

最近老觉得口渴多饮、饥饿多食，而且经常往厕所跑，觉得疲倦、没有活力，是得了糖尿病吗？其实糖尿病发病的过程非常缓慢，早期都没有明显的症状，很多人可能罹患糖尿病数年还不自知，直到一次偶然的检查，才赫然发现血糖过高，已被列入糖尿病患者的名单中。

一般来说，所谓的三多一少：吃多、喝多、尿多及体重减轻是糖尿病的典型症状，但有这些症状并不表示就一定得了糖尿病，有时肾脏或胰脏方面的疾病也会引起类似症状，因此不能以单独或几个症状就断言自己得了糖尿病。要知道是否有糖尿病，最正确的方法是抽血检验血糖，如果用症状来判断，症状非常明显时，血糖通常已经很高，因此症状乃作为参考之用，要知道是否得了糖尿病，还是得靠实际检验，不要胡乱猜测。

糖尿病症状

典型症状

吃多、喝多、尿多及体重下降。

当糖尿病患者体内血糖值很高，且无法被正常利用时，容易感到饥饿，吃得比较多，而血糖经由肾脏过滤流失，也带走了身体的水分，会有口渴、尿量增加及体重减轻等症状。

除了典型的“三多一少”，以下还有些不明显的症状也须注意，这些症状从表面看来，似乎与糖尿病没有关系，但其病理机理都与血糖过高有关。

倦怠或疲累

当血糖过高时，表示血糖无法被组织细胞所使用，组织细胞因缺乏足够的能量来源，便产生倦怠疲累的现象。

→详见第24~25页

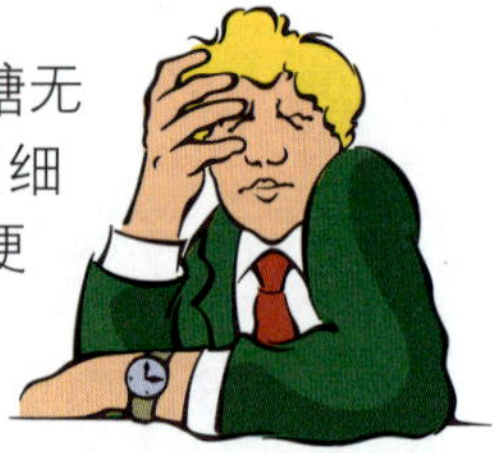

视力模糊

长期血糖过高可能会使小血管产生病变，引起并发症，在眼睛部分会造成的问题可能有：视力模糊、青光眼、白内障等，视网膜病变严重时甚至会失明。

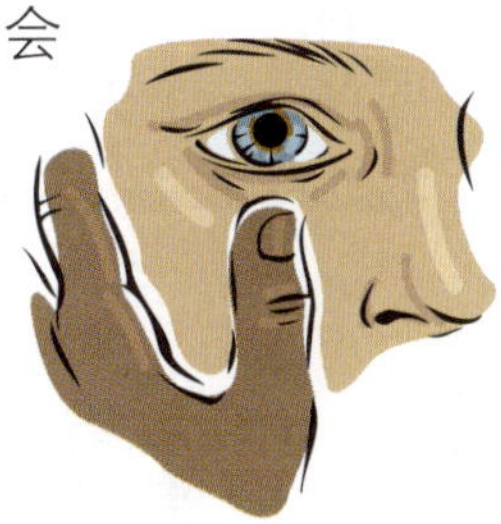

→详见第36~37页

伤口不易愈合或易有淤青

长期血糖过高可能会导致血液循环变差，因此代谢速率变慢，所以伤口易因感染不容易愈合，而且会造成水肿或淤青的情况。

常有皮肤感染或牙龈肿痛

血糖过高可能会导致血液循环变差，减低皮肤及黏膜的抵抗力，而增加受到感染的机会，造成皮肤感染或口腔感染。

手脚常有感觉异常或麻木

血糖过高在神经系统方面，可能会有末梢神经病变，出现手脚麻木或感觉异常等现象，严重者会行动不便、失去知觉，甚至组织因感染坏死需要截肢。

→详见第38~39页

常有尿路、阴道或霉菌感染

血糖过高可能会导致血液循环变差，降低黏膜的抵抗力，特别是女性病人。例如：尿路感染、阴道感染及霉菌感染等。

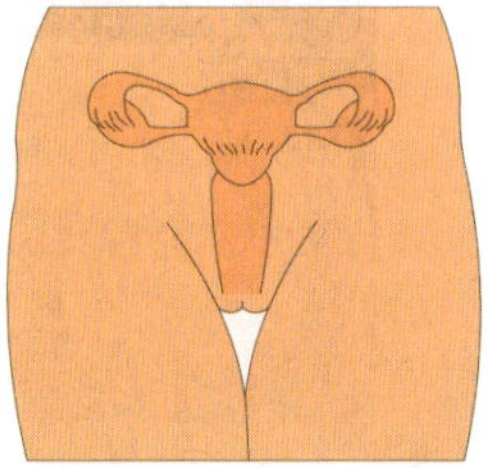

→详见第36~37页

疑惑与解答

Q 什么是血糖?

A 血液中的葡萄糖简称为血糖，血液检验中的血糖值则代表血液中葡萄糖的浓度。血糖是人体组织细胞主要的能量来源，在8小时未进食的状况下，血糖的正常值介于70~110 mg/dL。

定期做血液检查

想早期发现血糖异常，最好的方法就是定期做血液检查，虽然尿液检查较方便，但敏感度可能较差，不少血糖稍高的人其尿液试纸反应是呈现正常的。因此，糖尿病的筛检仍以抽血检查为主，尿液检查为辅。

正确诊断糖尿病

就算出现糖尿病的各种症状，也还不能百分之百确定为糖尿病，还须符合下列三项检验标准之一，才能断定为糖尿病：

- 任一时间的血清血糖值（以下统称为血糖值）达到200mg/dL。不论空腹或饭后几小时，血糖值超过200mg/dL就表示符合此标准。
- 空腹8小时的血糖值超过126mg/dL。（至少两次以上检查符合）
- 75mg口服葡萄糖耐受试验超过200mg/dL。

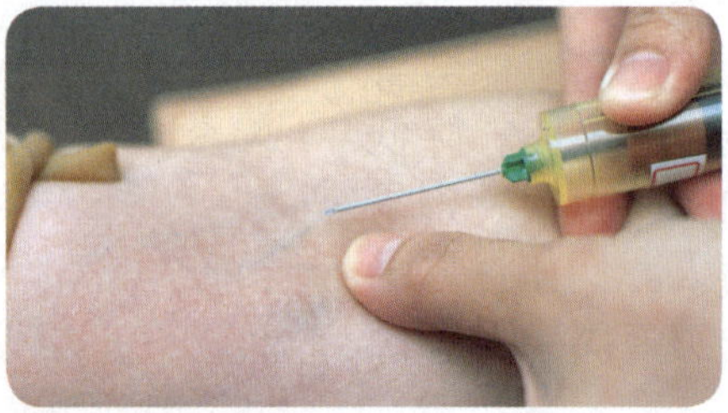

75mg葡萄糖耐受试验

- 受试前3天，一定要食用相当分量的碳水化合物，例如白饭、地瓜、马铃薯、芋头等。即在进行葡萄糖耐受试验前，必须是常态性的进食糖类，以免造成结果的误差。

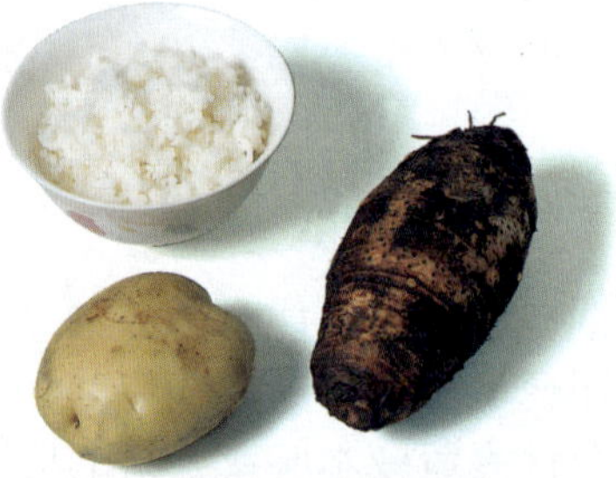

- 测验当天，医护人员会指示你先将75mg无水葡萄糖溶成300mL的水溶液，在5分钟内喝下。

需要两次以上的检验

糖尿病通常需要两次以上的检验才准确，单一次的血糖检验并不能断定为糖尿病，因为血糖值会经常变动，通常医生在第一次检验时发现血糖过高，会安排复检，以确定诊断。

医师的叮咛

像葡萄糖耐受试验如此复杂的检查，平常并不会作为例行检查，多半用于无法确定糖尿病的诊断或怀疑有葡萄糖耐受障碍时才会建议。

- 2小时后抽血检验。
- 血糖值超过200mg/dL为糖尿病，若介于140~200mg/dL之间，则为葡萄糖耐受障碍。

妊娠型糖尿病检验

通常25岁以上的孕妇或为糖尿病高危险群（详见本书第30~31页）的孕妇，会在怀孕24~28 周时做50mg葡萄糖耐受筛检，以免孕妇出现妊娠型糖尿病（详见本书第28~29页），而怀孕期间做的口服葡萄糖耐受试验与75mg葡萄糖耐受试验不太一样。

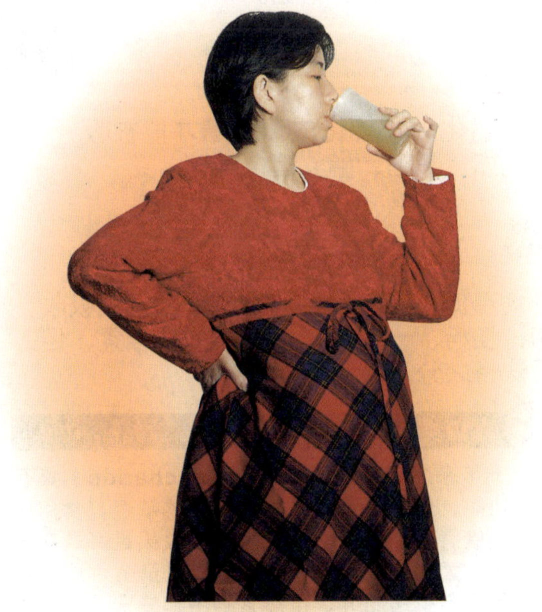

- 做这项检查不需空腹。
- 喝了含50mg葡萄糖的糖水后1小时血糖值超过140mg/dL，则需做100mg口服葡萄糖耐受试验。
- 不同于75mg葡萄糖测试，100mg的测试当天必须先检验空腹血糖值，然后在喝完含100mg葡萄糖的水溶液后再检测第1、2及3小时的血糖值。
- 其诊断标准为空腹105mg/dL，第1小时为195mg/dL、第2小时为165mg/dL、第3小时则为145mg/dL，若四次检验中有两次超过标准，即诊断为妊娠型糖尿病。

医师的叮咛

根据以上的诊断标准来看，尿液检查并非诊断糖尿病所必须，但尿液检验对于早期发现糖尿病引发肾病变是很重要的。

→详见第60~61页

少吃糖就能搞定糖尿病?

“糖尿病”从字面上解释，是尿液中含有糖分的一种疾病，因此许多人误以为糖尿病是糖吃得太多所引起。其实糖吃得多寡与糖尿病之间并没有直接的关系，糖尿病最主要病因在于体内新陈代谢功能出现问题（详见本书第24~25页），无法正常地利用、转化与储存糖分。

不管是糖类、蛋白质或脂肪，在体内运用的终极形式皆转换成葡萄糖，葡萄糖经血液运送至各部位，提供养分与热能，多余者被转化成肝糖储存，热量不足时又会自行分解成葡萄糖提供利用，如果新陈代谢出现障碍，无法正常利用血液中的葡萄糖，就会影响血糖的平衡，产生糖尿病。

糖的种类

单糖

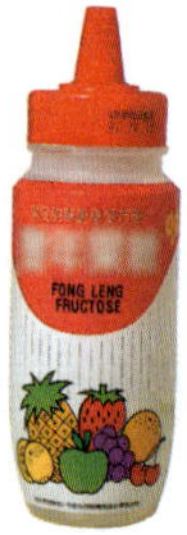

可不经过消化，直接就被胃肠吸收，例如：葡萄糖、果糖。

双糖

经消化后，转化成葡萄糖才能被吸收，例如：乳糖、半乳糖、蔗糖。

多糖

食用糖，在消化道转化成单糖才被吸收，例如：淀粉、一种属于多糖类的纤维素，但人体无法将之分解吸收。

寡糖类对身体健康有益

近十年来发现寡糖类（oligosaccharide）具有糖类的功能，但没有蔗糖或精制糖类的缺点，食用后对身体健康有帮助，其中以果寡糖的效果最好，在体内促进优良菌种生长，还有整肠、促进酵素合成的功能，而且不会引起肥胖，自然食物中如蜂蜜、牛蒡根等，也含有寡糖成分。

糖分的摄取

如果想预防糖尿病，平常应减少单糖与双糖的摄取，摄取适量多糖类：

减少摄取单糖与双糖类

单糖类在自然食物中比较少见，双糖类以蔗糖最常见，许多精制糖类中添加的就是蔗糖，例如果汁、糖果、各式蛋糕、冰淇淋、汽水、可乐、蜜饯等，多吃对身体有害，除会引起肥胖、伤害牙齿外，还会刺激胰岛素分泌，经常食用可能会诱发糖尿病。

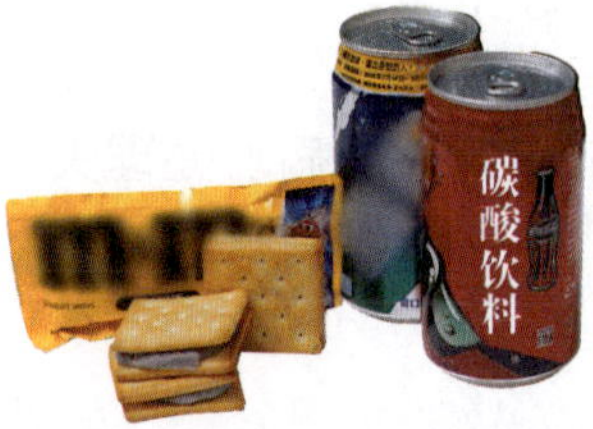

摄取适量多糖类

多糖类的碳水化合物，自然食物如马铃薯、豆类、米饭、食物纤维等，都是很好的能量来源，尤其是食物纤维，如根茎类，过去认为热量不高、人体无法将其消化，不受到重视，但近年来研究发现，食物纤维可以防止便秘与动脉硬化，排出有利胆固醇生成的物质，有助于预防糖尿病。

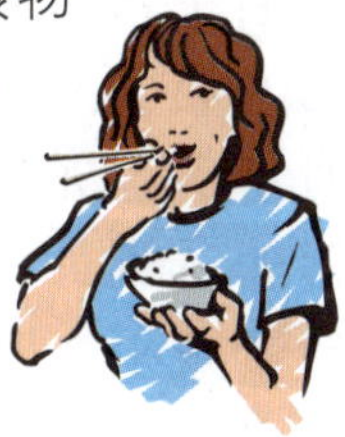

结论

正常人多吃点甜食，并不会得糖尿病，但是已经患有糖尿病的人，就应该严格控制糖分的摄取，因为多余的糖分在糖尿病患者体内无法自行处理，因此掌握合理的吃糖原则，对健康来说并无碍！

疑惑与解答

Q 什么是尿糖

A 如果血糖浓度过高，过多的葡萄糖无法被利用或储存，就会经由肾脏过滤跟随尿液排出，造成尿中有糖分的现象称为尿糖。一般血糖浓度超过180mg/dL，利用验尿试纸就可以检测出来。

疑惑与解答

Q 发现蚂蚁在内裤附近爬行，是否罹患糖尿病？

A 因蚂蚁在待洗衣物上行走，便猜想有尿糖，将蚂蚁和糖尿病联想在一起并不准确，基本上只要有味道的东西，蚂蚁都可能靠近，一般发现此现象者，经检查后只有少数人确实患有糖尿病，如有任何疑问必须经过门诊进一步检查才能判定。

中老年人才会得糖尿病?

一般人想到糖尿病，都以为是中老年人才会罹患的慢性病，而且患病者的确以中老年人居多，因此普遍以为糖尿病就是老人病。其实不然，糖尿病可以发生在任何年龄，尤其近年来生活水准大幅提升、营养过剩，加上人们生活形态的改变，运动量减少、活动以静态为主的情况下，肥胖者愈来愈多，造成糖尿病有年轻化、普遍化的趋势。

这几年的研究发现，不仅中年人罹患糖尿病的比率上升，连青少年罹患糖尿病的比率也增加不少，年纪轻轻就要开始控制血糖并担心并发症的问题，此景实在令人难以想象。因此，不要以为年纪轻就不会得糖尿病，平常就应该注意自己的健康，控制饮食、适当运动，趁早开始预防糖尿病。

糖尿病并非老人专利

不是只有老人才会得糖尿病，年纪轻轻就得糖尿病的也大有人在，年轻人得糖尿病的原因：

第1型糖尿病

这一型的糖尿病，多发病于年轻人身上，而且病情较紧急，会出现典型“三多一少”的症状，它是一种自体免疫的疾病，必须长期依赖胰岛素，如果患病者处理失当，严重时足以丧命，这类型糖尿病较少见。

→详见第26~27页

相关的数据

近年来糖尿病的盛行率快速成长，但是其中有不少人尚未察觉，而且不仅有50~60岁的糖尿病患者，也不乏20~30岁的年轻患者。

饮食习惯改变

饮食习惯是糖尿病致病的重要原因，尤其现代人饮食习惯洋化，食物中油脂量过多，而且零食唾手可得，饮料糖分又高，蔬菜水果吃得又少，所造就出的年轻人便愈来愈胖，罹患糖尿病的几率也不断升高。

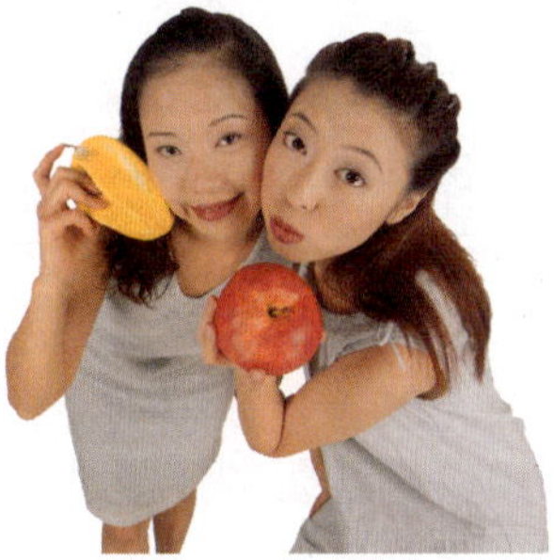

生活形态改变

现今年轻人的休闲娱乐都以室内活动为主，例如：看电视、上网、看电影、聚餐聊天等，而且没有运动的习惯，室外活动的机会也不多，加上饮食过量，使得年轻人的体重直线上升，罹患糖尿病的几率也增加。

早期发现早期治疗

预防糖尿病最佳的方法就是“早期发现、早期治疗”，如果有糖尿病的家族病史，尤其近亲中多人罹患糖尿病，或个人饮食、生活习惯可能会提高罹患糖尿病的几率，最好从30岁开始就进行糖尿病的筛检。

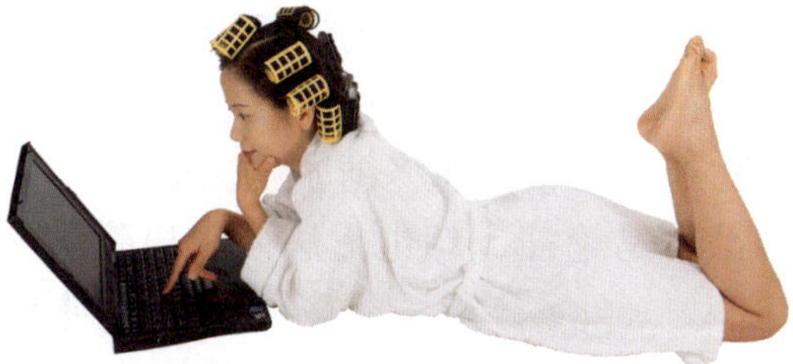

肥胖者增多

糖尿病年轻化最重要的原因之一，就是现在年轻的肥胖者愈来愈多，肥胖是慢性病的重要相关致病因子，也会增加罹患糖尿病的几率，因为体重愈大，体内的胰岛素就愈不容易发挥作用，这与第2型糖尿病有密切关系。

→详见第28~29页

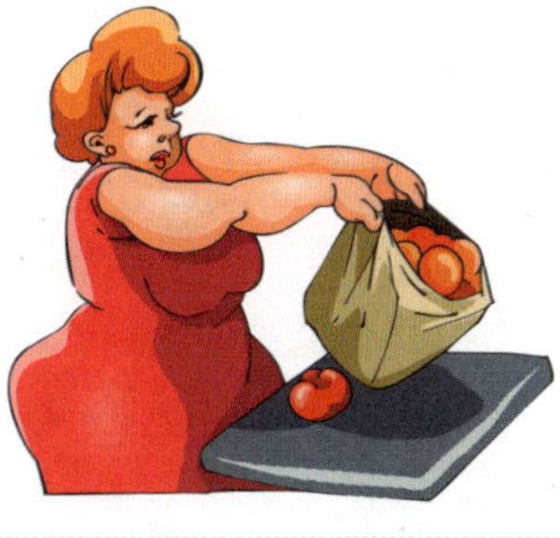

治疗糖尿病有偏方吗？

有些糖尿病患者因无法忍受限制食物的“酷刑”，除有时忍不住偷吃一两口不该吃的食物外，还希望能将糖尿病“根除”。糖尿病虽不是绝症，却也无法彻底根除（详见本书第12~13页），在寻求正规医疗感到无效之下，患者或家人可能会找寻其他的方法，以求尽快将糖尿病治好，包括各类的草药偏方、另类疗法、古传秘方等，这些偏方究竟有没有疗效呢？能不能根治糖尿病呢？当然，在疗效方面也许很难说，但是绝对无法根治糖尿病，而且许多成分、效用不明的草药或秘方，还可能造成严重的副作用或后遗症，因此除了医生开的药物外，最好不要随便使用不明的偏方。

急寻秘方很危险！

症状并非唯一指引

有些人在使用某个偏方之后，觉得症状缓解，身体好像比较舒服，就以为得到仙丹妙药，病情已经痊愈。但症状的感觉情形可信度相当有限，不舒适的感觉似乎消失，但实际临床病情并无改善，血糖仍然偏高，因此症状只能参考用，最重要的还是血糖浓度的控制。

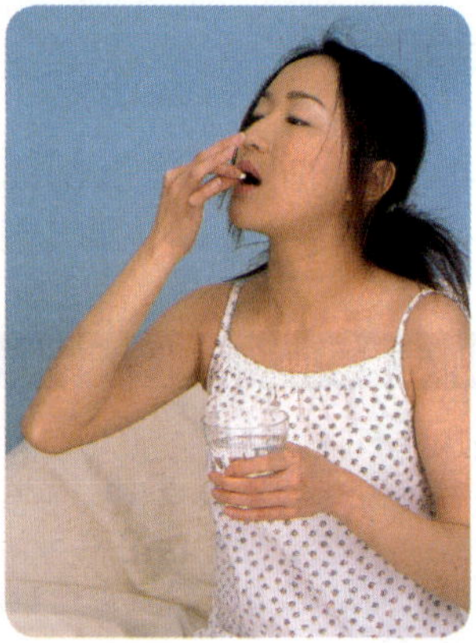

并发症不可不防

糖尿病有许多并发症，需要定期追踪并加以预防及处理，如果吃了某些偏方就以为痊愈，而不需要再治疗，这个观念是错误的，因为糖尿病的并发症很多，如果不注意，可能会引起各种病变，所以最好不要随便使用偏方。

药物的副作用

有人以为使用草药治疗糖尿病很安全，只要症状能够减缓，感觉较舒服就已经足够，这是不正确的观念，不管什么药物都有其适应症与副作用，如果错用，轻则延误病情，重则产生严重的副作用与后遗症，造成不可估计的损害。

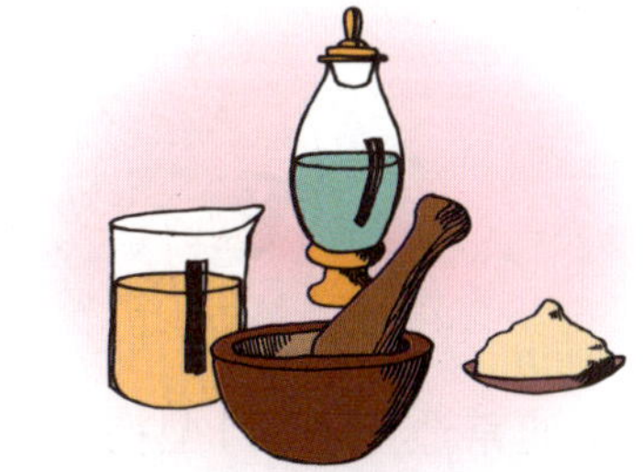

糖尿病需长期治疗

糖尿病最重要的是控制血糖在正常范围内，并避免并发症发生，因此它是无法根治的慢性疾病，治疗上最重要的不是寻找偏方妙药，而是借着饮食控制、运动与药物等配合，改善病情，一味寻找偏方，只是浪费时间、错失治疗时机。

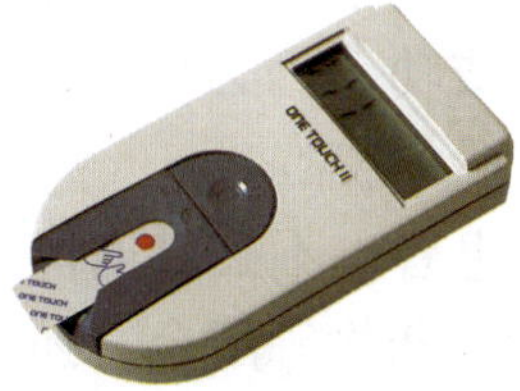

除了控制生理，也要调适心理

糖尿病患者的心理调适也很重要，有些人以为糖尿病是绝症，认为今生再也没有希望治好而自暴自弃。其实糖尿病除了控制生理外，心理调适也很重要，尤其心理压力会影响血糖值，所以患者本身以及家人，都应该学习调适心理的方法，譬如：放松心情、面对问题、乐观的态度、增加鼓励等，都有助于病情的稳定。

患者是自己的医师

治疗糖尿病的过程中，医生其实扮演的是辅助角色，而患者本身才是真正的主治医师，因为只有患者对自己的生活与饮食最为了解，也只有患者透过自己的饮食与生活安排，才能有效掌握糖尿病，所以说糖尿病患者是自己的医师，其实一点也不为过。

糖尿病可以根治吗?

许多刚得知自己有糖尿病的患者，对于糖尿病及其治疗都相当排斥，急于摆脱此病，经常询问医生：“有没有办法完全治愈糖尿病？”其实糖尿病是无法根治的，这与其病因有关（详见本书第24~25页），糖尿病并不像感冒或割盲肠一样，吃几天药或开个刀便可以“根治”或“断根”，即使利用先进的胰脏移植手术，也不能完全根治糖尿病，因为手术成功后仍必须长期使用排斥药物，保护移植后的胰脏。

但是患者也不必过度忧虑，因为借由饮食、运动与药物等配合，还是能够有效控制糖尿病，并且预防各类并发症。

胰脏移植的可行性

从某些角度来看，移植是解决糖尿病的根本之道，因为胰脏的胰岛细胞丧失制造胰岛素能力，所以移植一个新的或功能不错的胰脏到身体里，就可以正常生产胰岛素，原理并没错，但实际的情况可复杂多了！

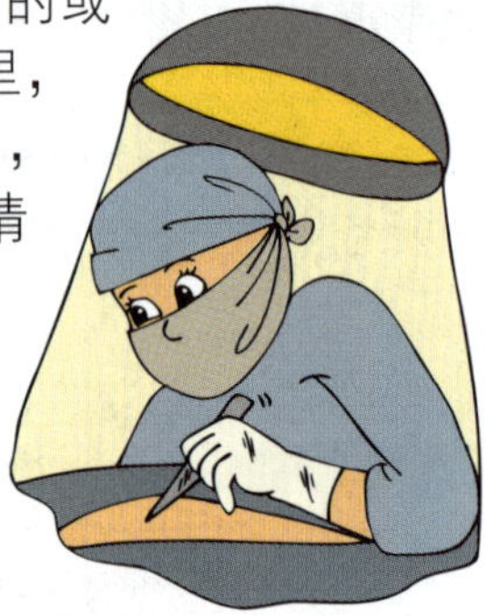

原因一

移植手术通常适用于第1型糖尿病患者，因为第1型糖尿病是由于胰脏无法制造胰岛素所引起，第2型糖尿病则多是周边组织对胰岛素的反应不佳所引起，而非无法产生胰岛素，而我国绝大部分的糖尿病患者是属于第2型，因此并不特别需要实行胰脏移植手术。

→详见第26~27页

原因二

有些第1型糖尿病患者兼患有肾脏衰竭，必须同时做肾脏和胰脏的移植，而移植手术的成功率虽有七八成，但术后长期抗排斥治疗是影响预后的重要因素。

原因三

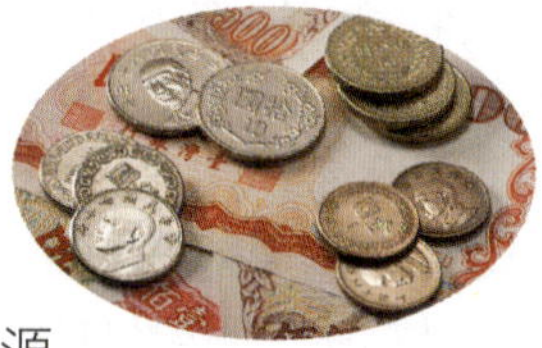

胰脏的捐赠通常是由脑死病患捐赠，在我国捐赠的来源不足且手术费用极高，术后长期照顾的费用也相当昂贵，这些都是影响胰脏移植手术发展的因素。未来可能有机会成功的医疗方式是胰岛细胞的移植。

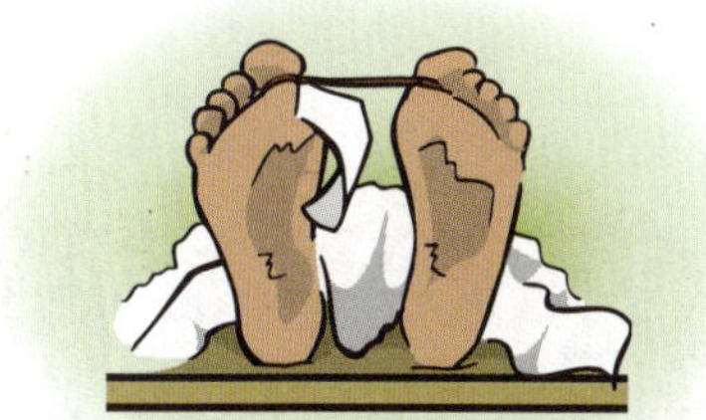

血糖控制好就没烦恼

糖尿病虽然无法根治，但也绝不可怕，因为血糖值随时都会改变，只要学习与糖尿病共处，积极配合治疗，试着找出引起血糖升高的原因并学习处理方法，包括：饮食、运动与药物治疗等，通常在一段时间之后，就能恢复正常的血糖，想要掌握糖尿病，则要重新适应一个新的生活方式，这样你也可以拥有正常人的生活。

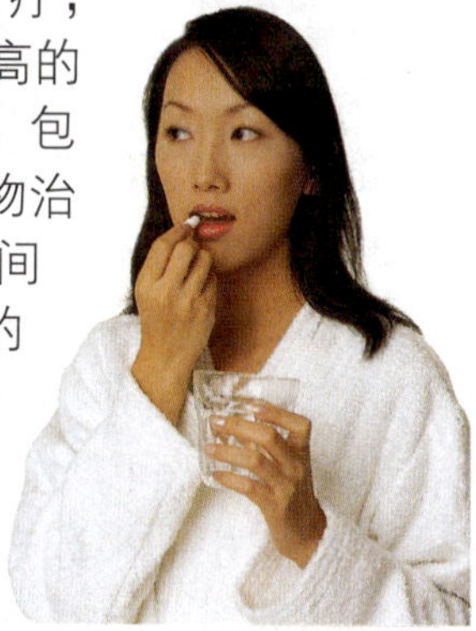

医师的叮咛

很多人听信有偏方可以“根治”糖尿病，而且不少人是在血糖还不高时就去尝试，也许会有效，但对血糖很高、控制不良的患者而言，到处求“根治”，倒不如“反求诸己”，利用饮食、运动与规律的药物控制，减少并发症产生。

相关的报告

根治的意义通常意味的是，经过处理之后就不会再出现相同原因所引起的同一疾病，不过大部分的治疗，都是属于缓解与预防两类。

糖尿病会遗传吗?

导致糖尿病发生的原因有很多，包括先天体质、遗传、后天环境影响及个人生活形态等等，但根据研究观察得知，糖尿病患者的家属得到糖尿病的几率比一般人还高，因此，医学界认为糖尿病与遗传有密切的关系，不过，通常并不称糖尿病为遗传疾病，只能说糖尿病易有“家族倾向”。

虽然至今尚未完全确定糖尿病遗传的模式，但长久以来医学界皆认为遗传是糖尿病的主因之一，拥有相同体质的亲属，其中若有人患有糖尿病，其他人亦容易罹患糖尿病，所以家中如果近亲患有糖尿病，本身就是糖尿病的高危险群。

糖尿病有两种类型（详见本书第26~27页），遗传的性质不同:

第1型糖尿病

第1型糖尿病在中国人中所占的比率不多，而上一代与下一代间的遗传性并不明显，母亲患有第1型糖尿病，其下一代得第1型糖尿病的几率只有2%，而父亲有的其下一代则有10%，兄弟姐妹间有的罹病危险不到10%，但是双胞胎之间相对的危险可达50%。

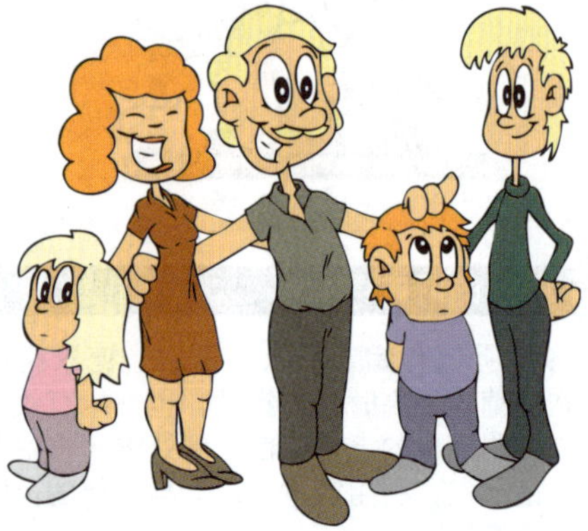

第2型糖尿病

第2型糖尿病的遗传性则比较明显，父亲或母亲有第2型糖尿病，则其子女罹病几率约为40%，父母均有第2型糖尿病，子女则有70%~80%的几率会罹病，兄弟姊妹间有则有75%的机会，若双胞胎则几乎是百分之百患病。

遗传以外的病因

除了遗传因素外，环境与生活形态等因素也会影响是否患病或何时发病。

饮食习惯

爱吃零食、暴饮暴食、常吃油炸食品、多吃肉类、少吃蔬菜水果等，都是糖尿病的致病原因，而且饮食是糖尿病病因的关键。

生活习惯

不常运动、酗酒、抽烟等，也是糖尿病致病原因之一。

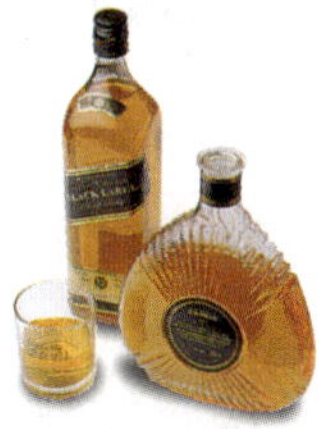

疾病

高血压、高血脂、多囊性卵巢症候群或患有胰脏疾病等也常合并有糖尿病。

饮食均衡而且保持适当运动的人，即使兄弟姊妹有糖尿病，也可能较晚发病。而肥胖又不运动的人通常在较年轻时便发作。

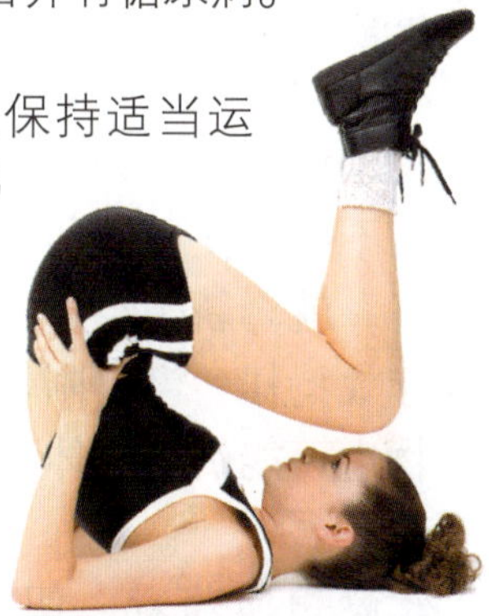

医师的叮咛

糖尿病有明显的家族倾向，若身为糖尿病人的亲属，一定要更加注意与预防糖尿病的发生，定期到医院做全身健康检查，尤其注意血糖的变化有无超过正常范围，才能早期发现、早期治疗。

相关的研究

目前比较确定致病机理的是第1型糖尿病，产生自体免疫抗体破坏原来的胰岛细胞使其无法产生胰岛素。国内外学者已找出部分与第1型有关的基因型与组织抗原的特征，可作为早期筛检的参考，但第2型糖尿病不易找到这类特征。

新药一定比旧药好?

由于糖尿病患者需要长期用药，常令病人觉得困扰，总盼望在科技发达的今日，能够赶快开发新药治愈疾病，一旦有新研发的药物上市，大家就想要抢先试用，可是新药一定比较好吗?新药比旧药有效、安全吗?答案是：未必，而且就算想更换药物，患者也不应自行做决定，必须由医生开出处方才能更换别种药物。如果没有特别的原因，医生通常不会随便更换药物，而且新药不见得比较好，就算新药经过严格的试验，也不能保证疗效特佳、没有副作用，此外，任意更换药物也可能引起身体不适应，反而造成血糖波动。

建议想换药者，假如现用的药物控制良好，就不需要更换，除非因为方便性（如一天只需服用一次）、副作用或控制不良等情况下，才要求医生更换药物，而且一定要在医师指导下换药，不要因为听说新药就换药。

考虑换药的因素

目前糖尿病药物，大致分成口服降血糖药与胰岛素注射两类，同类的降血糖药物效果其实都差不多，不同点在于作用时间、代谢途径或副作用等，是否要求医生换药，一定要仔细地考虑，可供参考的因素如下：

药物效果不佳

如果长期使用此药物，血糖控制的效果不佳或效果愈来愈差，例如：症状的改善并不明显，血糖浓度的控制也不佳等，可以告知医师考虑换药。不过单凭感觉而来的效果并不准确，最好能有实际测量过的血糖值较为准确。

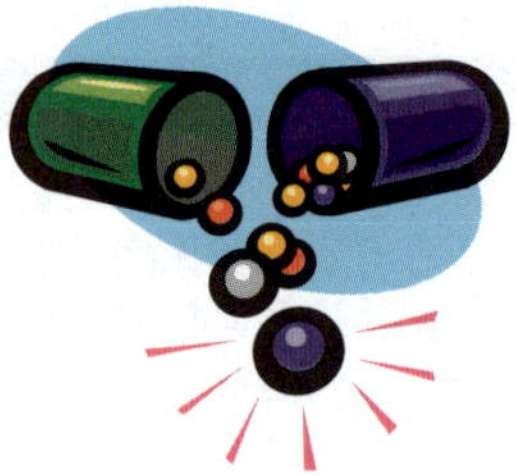

有严重副作用

如果使用此药物，发现有明显的副作用，譬如有严重的恶心、胀气、胸口灼热，皮肤有严重发痒、过敏，或者有贫血、水肿等现象，必须告知医师更换药物，但要注意的是，如果只是轻微的不舒服而且在药剂减量后会改善，则不一定需要换药。

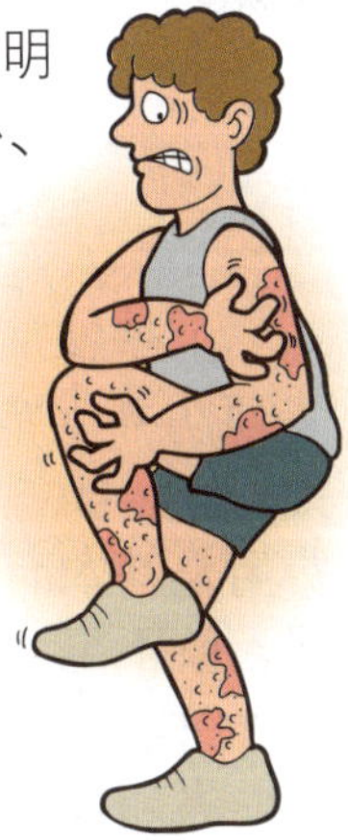

使用的方便性

糖尿病的药物剂型颇多，使用的时间与方法也不同，有些可能是在饭后服用，一天一次即可，有些可能要三餐服用，一天三次不可少，对于病患来说就显得麻烦，因此考虑到方便性，如果经过医生诊断没有问题，也可以更换药物。

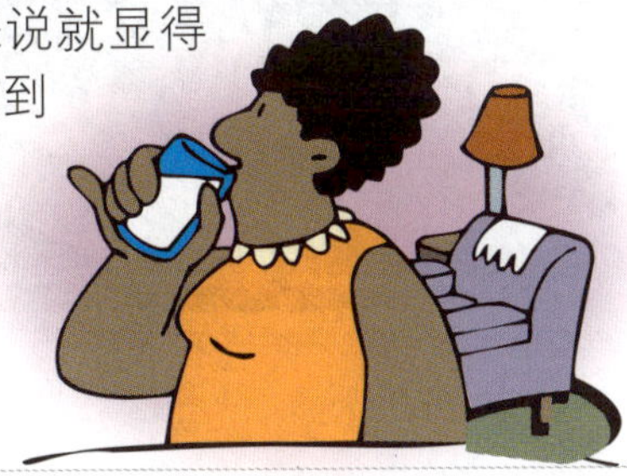

代谢途径

有些人除了患有糖尿病外，肝脏、肾脏功能也不正常，而且已经出现并发症，可能就需要换药，因为糖尿病的药物有些需要从肾脏代谢，如果肾脏功能不佳，不但疗效差还会引起副作用，此外，若再患有其他疾病，则须告知医师来决定是否换药。

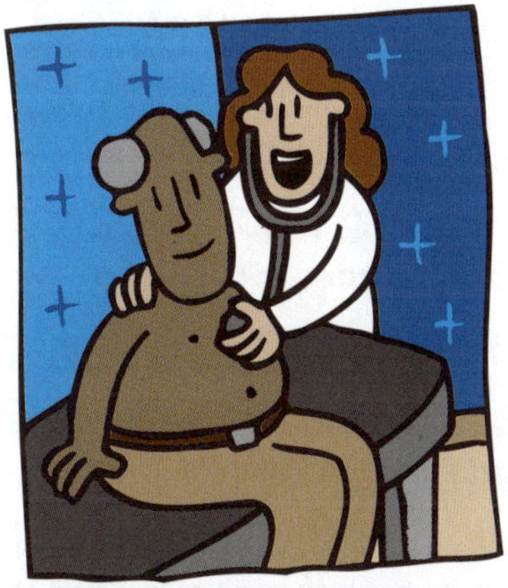

要有良好的血糖控制

靠感觉来吃药是不科学的，譬如：口干就多吃一点药，感觉不错就少吃一点，这样的吃药方式是不对的。因为血糖控制是一种长期的治疗，重点是持续将24小时的血糖值控制好，用感觉来评估血糖值，不科学而且往往错误。最好使用测血糖仪器，随时测验血糖，加以药物配合，便能达到良好的血糖控制。

需长期求医、花大钱治疗吗？

很多人在听到自己被诊断为糖尿病后，最直接联想到的就是以后得“洗肾”（血液透析治疗），或需要天天注射药物，花一大笔的费用。其实也没这么可怕，虽然糖尿病是一种需要长期追踪治疗的疾病，但所幸有全民医疗保险，而且病情尚未恶化、没有并发症的话，除了每次门诊追踪的挂号费或检查费用外，理论上并不会花太多钱。假如自费，长久下来药物费用确实是一笔庞大的开销，特别是许多糖尿病患者还患有高血压、高血脂、心脏病、肾脏病等，用药量惊人，药物费用自然就非同小可。

此外，为了能更有效监控血糖值，还需要自行购买血糖测定器及测试用的试纸，额外所需的花费，详细说明如下。

挂号、检查费用

由于糖尿病需要长期追踪治疗，而且为了预防并发症，最好能定期复诊，或者至相关科别，如神经科、眼科等做定期检查，这笔费用是基本而必须的，但如果你已加入全民医保，就不用太担心，每次挂号的费用150~200元（每家医院略有差异），如果有安排其他检查，另外增加费用。

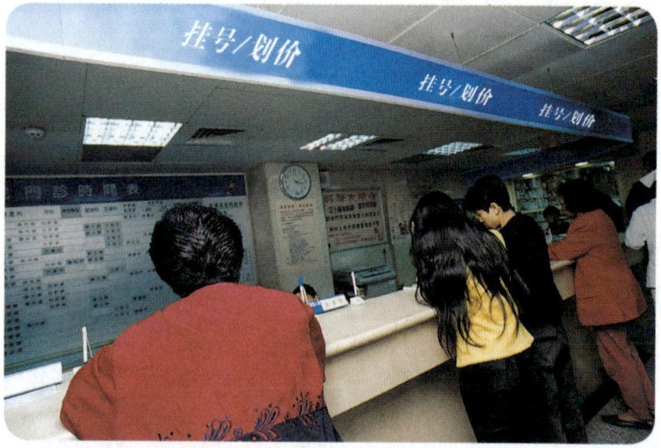

药物费用

口服降血糖药

视药物的不同，价格上会有差异，单颗价格从五元到数十元不等，原则上如果是医保有负担的药物项目，病患需要的花费较低，但有些新型的药物价位比较高，或医保不给付的情况下，费用就会比较高。

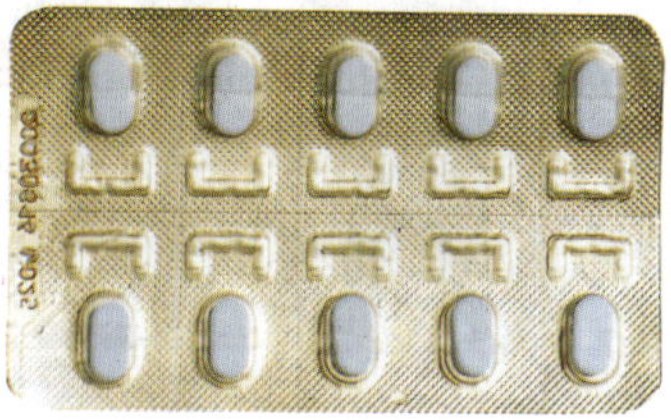

胰岛素

对依赖胰岛素治疗的患者来说，全民医保在胰岛素及注射空针都有给付，需要的花费也还好，倘若没有加入医保，市面上一瓶纯化胰岛素（1000单位/10mL）250~300元，再加上注射空针、清洁用的消毒棉球，每个月一两千元是跑不掉的。

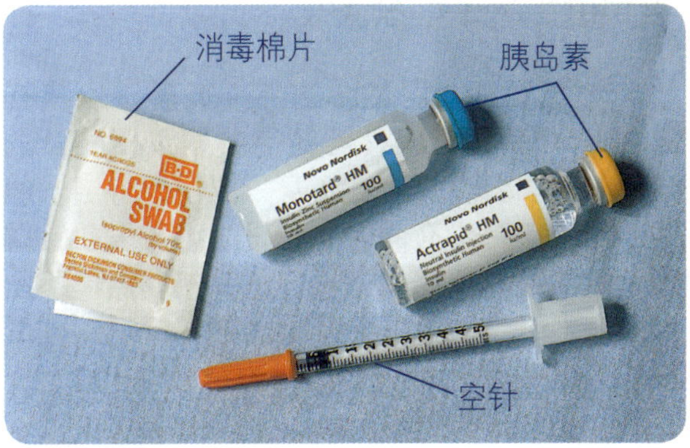

其他药物

病患除患有糖尿病外，同时可能还有眼睛、神经末梢病变的合并症，甚至患有其他慢性疾病，需要长期用药，就需要更多的花费。

医师的叮咛

没有加入医保的民众要赶快加入、该补缴的费用也还是要补缴，如果实在没能力付费者，可以寻求政府的社会救济，不然像糖尿病这类需要长期追踪治疗、用药量大的疾病，对一般家庭的开销来说，可是不小的负担。

相关的报告

有些糖尿病患因不愿缴纳医保费用，结果在断断续续的治疗下，病情持续恶化，最后直到出现肾脏病变等合并症才后悔，但却为时已晚了。

其他费用

血糖测定器及相关费用

市面上血糖测定器的种类很多，价格在3000~5000元之间，但还需要购买相配套的试纸与采血针，测定器本身只要使用得当，通常用个几年都没有问题，但是试纸与采血针属于消耗品，需要经常更换，尤其初期操作不熟练，容易测试失败，必须换新的试纸再测，试纸一般50张约1000元，采血针一盒约300元。

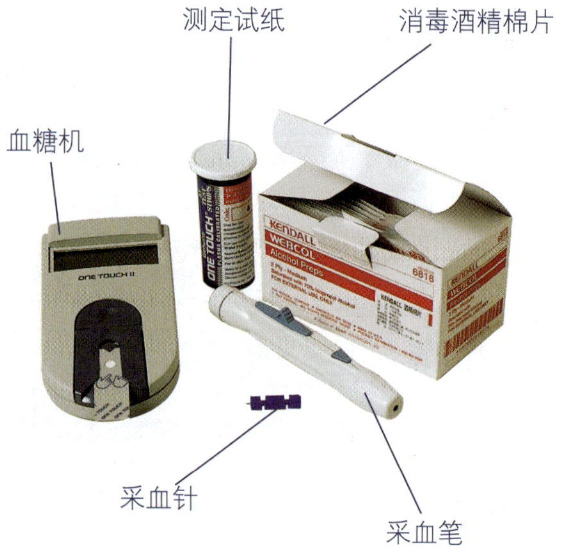

血糖测定器相关费用

项目	费用	备注
血糖测定器	3000~5000元	如损坏需要再购买
测定试纸	1000元/50张	用完需要再补充
采血针	300元/50支	针头最好每次更换

验尿试纸

虽然验尿试纸并不很准，但仍可以作为参考用，因此也能购买试纸于血糖大于250mg/dL或生病时，在家进行自我检查。验尿试纸有很多种，有些只验尿糖，有些还可以验蛋白质或酮类的反应，还有些可以测潜血、白细胞、酸碱值等，因此根据测验项目的多寡与不同，价格差异也颇大，一般50支400元，可以检查2~3个项目。

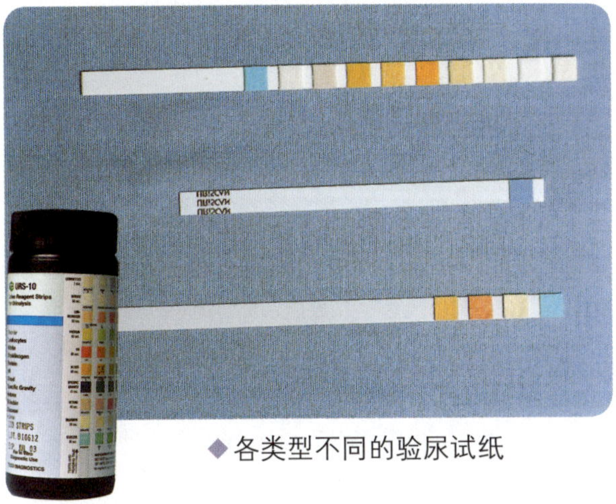

◆各类型不同的验尿试纸

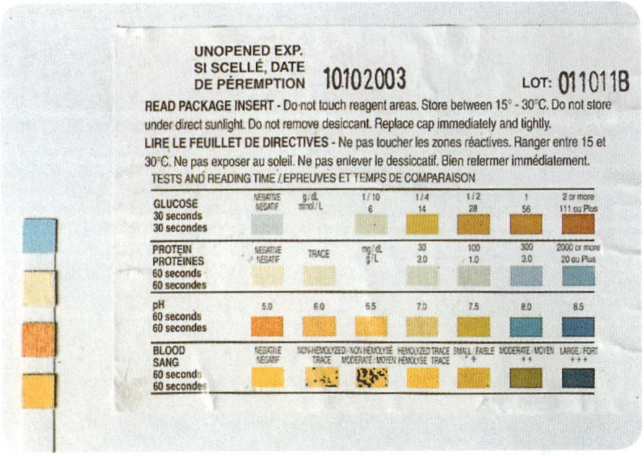

◆验尿后可根据试纸的颜色变化，了解血糖变化及有无并发症的可能性

采血针用完即更换

如果采血针都由同一人使用，虽然不一定每次都更换，但每次的消毒工作绝不可马虎，而每次用完就更换，是最好不过的。

作医疗废弃物处理

采血针现均为抛弃式的医疗器材，为避免感染的发生，每次采血后，应立即以医疗废弃物的方式处置，交由医院或环保回收部门处理。

Part 2

认识糖尿病

什么是糖尿病?

人们常提到糖尿病，可是很多人可能还搞不清楚它到底是个什么样的疾病。其实糖尿病是一种慢性的新陈代谢疾病，患者体内无法正常分泌或利用胰岛素，导致糖类与部分蛋白质及脂肪代谢异常，于是多余的糖分在体内累积，经由肾脏将其排泄，造成尿液含有糖分的情况，故称为糖尿病。

糖尿病患者血液中虽有过多的糖分，却不能被体内组织利用，只好分解蛋白质或脂肪提供能量，造成生理化学严重的不平衡，而高浓度的糖分长期累积下来会逐渐损害身体，引起各类并发症，例如：神经末梢病变、血管病变、心脏病、高血压、视网膜病变等等，严重的还会导致死亡，因此糖尿病是你不能不注意的慢性疾病。

糖尿病定义

由于身体无法正常运用糖分，致使血液中糖分升高，而胰脏所生产的胰岛素是体内降糖的荷尔蒙，如果胰岛素分泌不足或无法充分发挥作用，血糖浓度升高便形成糖尿病，因此，形成糖尿病最主要的原因是胰岛素的分泌不足或敏感度变差。

胰脏的位置

胰脏位于腹部中央、胃的后下侧，呈细长、椭圆形，长12~15cm，重60~100g，胰岛素由胰脏中的胰岛β细胞所分泌，绝大多量的胰岛素经由血液运送到肝脏，促进血液中的养分被肝细胞吸收。

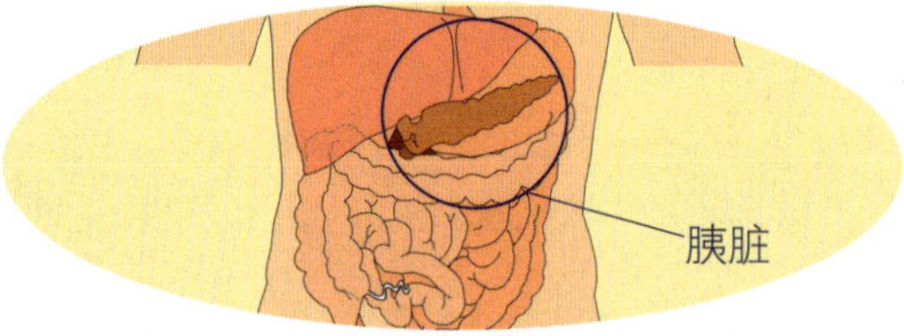

人体新陈代谢过程

人类每日进食能获得所需的能量，并且将多余、不需要的物质排出体外，才能维持身体的健康与正常。而食物中有三大营养素：糖类、脂肪、蛋白质，为基本生存的热量来源，糖类是最重要的热量来源。糖类在人体内会被分解为小分子的葡萄糖，以利细胞组织的吸收与使用，正常人在进食后血糖浓度会稍微增高，胰脏分泌胰岛素来控制血糖浓度，将多余糖分转化成肝糖并储存，使血糖恢复正常的状态。

胰岛素不足及敏感度变差是糖尿病的主因

糖尿病的病因是无法正常使用胰岛素，使血糖居高不下，不能正常利用体内的葡萄糖产生能量，不被吸收与运用的葡萄糖聚积在血液中形成血糖增高的情形，多余的葡萄糖经肾脏代谢与尿液一起排出。

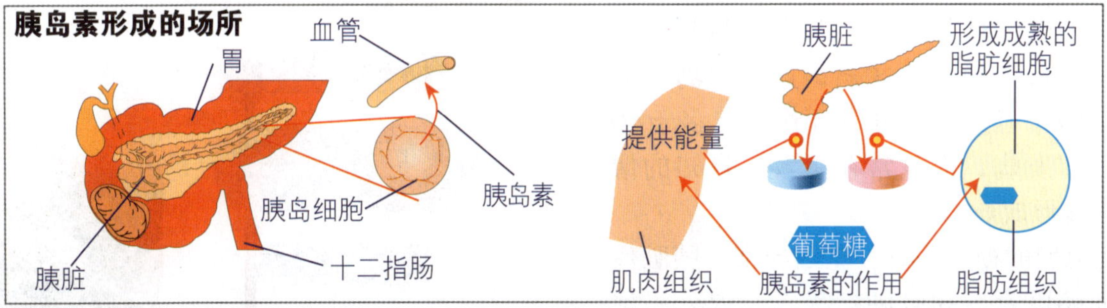

疑惑与解答

Q 什么是胰岛β细胞？

A β细胞属于胰脏中的胰岛细胞，约占胰岛细胞的1/2，所产生的胰岛素是体内唯一能降低血糖的激素，也是维持人体正常代谢和生长不可缺的物质。胰岛素能促进组织细胞摄取及利用葡萄糖、抑制蛋白质与脂肪在肝脏内转化成葡萄糖并抑制肝糖分解，达到控制血糖的功能。

相关的研究

胰岛细胞分泌的胰岛素可降低血糖浓度，胰岛细胞同时也分泌升糖素(glucagon)，可使血液中葡萄糖浓度升高，空腹时血液中胰岛素浓度极低；进食后胰岛素分泌增加，使血糖下降，使得人体的血糖浓度能保持平衡。

糖尿病的类型

糖尿病可分为两种类型，也就是常听的第1型与第2型糖尿病，第1型糖尿病又称为胰岛素依赖型糖尿病，患者无法分泌胰岛素，需要长期依赖胰岛素治疗，多于30岁以前发病，而且是突然暴发，若不立刻作处理，除会影响正常代谢之外，还会引发酮酸血症，相当危险；第2型糖尿病又称为非胰岛素依赖型糖尿病，通常胰岛素量分泌足够，但无法充分发挥作用，多于40岁以后才发病，而且常在患者不自知的情况下缓慢形成。

其他型的糖尿病有：基因异常、胰脏疾病（如胰脏炎、胰脏肿瘤等）、内分泌疾病、遗传症候群、药物或化学物品等所引起，以及妊娠型糖尿病。详细说明如下。

第1型糖尿病

病因

胰脏无法分泌或只能分泌极少的胰岛素。

发病原理

拥有易发病的基因
↓
经由环境诱发可能（如感染、食物等）
↓
胰岛细胞发炎
↓
导致自体免疫系统启动
↓
自体免疫抗体攻击胰岛β细胞（有90%以上的胰岛β细胞遭破坏）
↓
出现第1型糖尿病

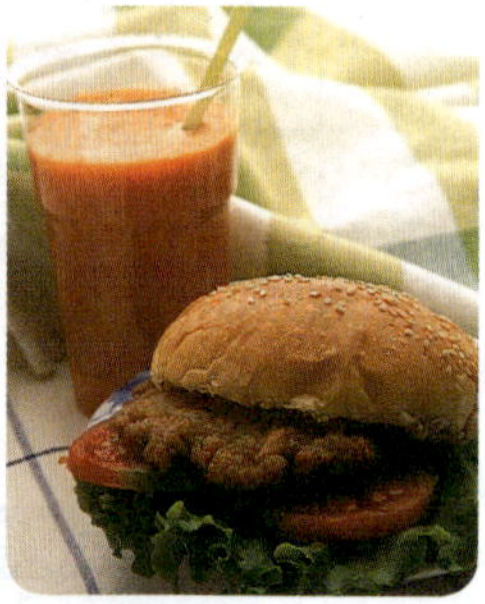

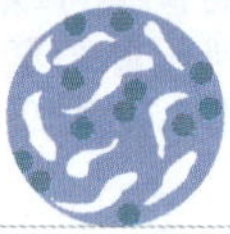

特点

- 年轻时发病，通常在30岁以前。
  快速地发病，就医时常只有数周至数月的症状。
- 具典型症状，如：多吃、多喝、多尿与体重减轻，所谓的“三多一少”。
- 会引起急性并发症为酮酸中毒。

→详见第34~35页

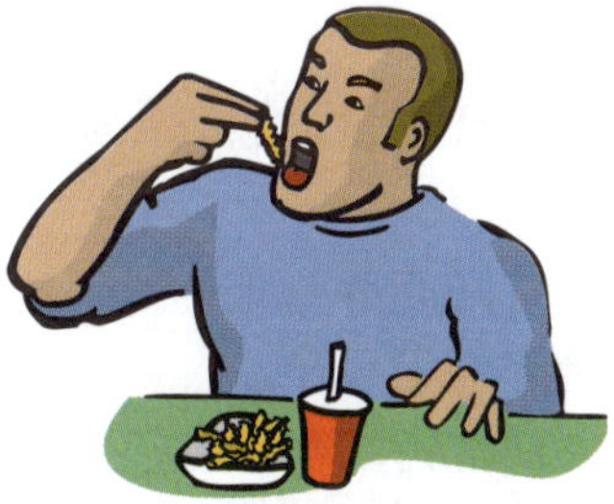

治疗

- 口服降血糖药无效，需要每天注射胰岛素，才能维持正常的血糖。

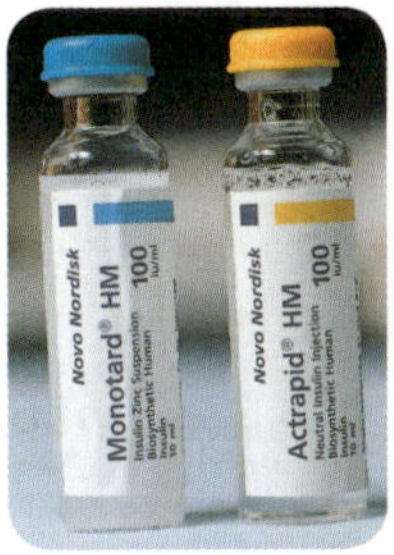

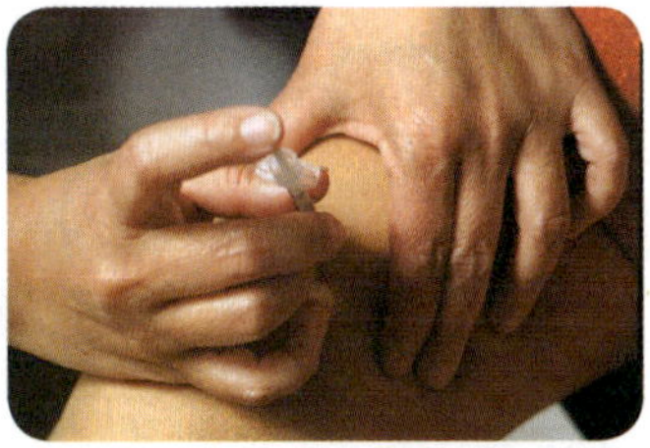

- 需搭配适当的饮食、运动与注射胰岛素来维持正常血糖，例如：运动前服用点心或适时减少胰岛素量。

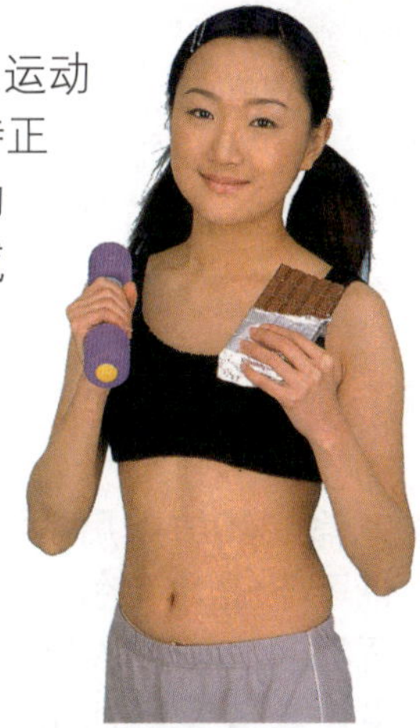

相关的研究

第1型糖尿病是一种自体免疫疾病，自己体内的抗体攻击制造胰岛素的β细胞。在第1型糖尿病患者身上常见到某些特殊白细胞抗原。好发于秋、冬季，有学者因而怀疑是否与某些病毒感染有关。

相关的数据

一等亲中有人患第1型糖尿病，子女有5%~10%的几率也会有糖尿病。一项调查指出，35个患有第1型糖尿病小孩的家庭，只有4个双亲之一患有第1型糖尿病，2个祖父母有，而他们99个手足中，只有6个发病。同卵双胞胎中，如有一位在40岁前发病，另一位发病的几率有1/3~1/2。

第2型糖尿病

病因

胰岛素量通常足够，但敏感度不佳，不能充分发挥作用，有所谓的胰岛素阻抗(Insulin resistance)。

发病原理

遗传体质加上环境因子，使组织细胞对胰岛素产生阻抗性，造成葡萄糖耐受异常或糖尿病。

特点

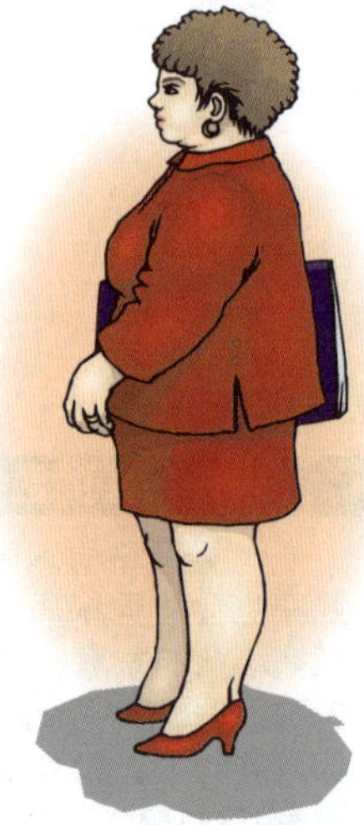

- 大都在40岁以后发病，但也可能任何年龄。
- 有30%~40%的患者是体重过重或肥胖所引起的。（体重超过标准40%，胰岛素需要量增加100%）
- 发病是缓慢进行，早期多无症状。
- 严重时有典型症状“三多一少”，其他症状还有皮肤痒、皮肤炎、手脚麻、阳痿、伤口愈合不良等。
- 一半以上患者，初期皆不知道自己患有糖尿病。
- 此型患者易有控制不良的急性并发症为高渗透压高血糖非酮性症候群。

→详见第36页

治疗

- 一般可使用口服降血糖药治疗，必要时使用胰岛素。
- 通常和肥胖有相关性，因此维持正常体重为治疗的第一步。
- 必须维持均衡饮食。
- 运动能消耗热能、帮助体重控制，也能减少胰岛素阻抗性，减少胰岛素需求量，因此应该搭配运动治疗。

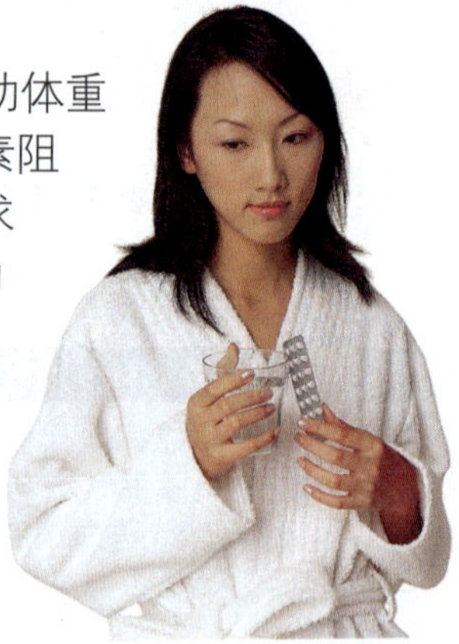

其他类型糖尿病

妊娠型糖尿病

妊娠后半期因胎盘分泌的激素增多，使得胰岛素阻抗性增加，孕妇需要分泌更多的胰岛素才能控制血糖，有些人无法分泌足够的胰岛素，形成胰岛素不足、血糖升高等现象，即为妊娠糖尿病。妊娠型糖尿病在分娩后激素消失，血糖会恢复正常，不过未来20年，这些孕妇可能有一半会发病。治疗多以饮食控制即可，有时需要使用胰岛素，但不建议服用口服降血糖药，这样做可能会损伤胎儿。

续发型糖尿病

这类型糖尿病是由疾病或内分泌异常等所引起的，疾病如胰脏炎、胰脏肿瘤破坏胰岛β细胞减少胰岛素分泌所产生的糖尿病；内分泌疾病如库欣氏症候群、甲状腺机能亢进、肢端肥大症等所引起的糖尿病。通常只要把原始疾病治愈，血糖就可恢复正常。

糖尿病类型

糖尿病分型	好发者	特点
胰岛素依赖型(第1型)	年轻体瘦	绝对胰岛素缺乏、易生酮酸血症
非胰岛素依赖型(第2型)	成年体胖、家族史	相对胰岛素缺乏、组织有胰岛素抗性、无酮酸血症
续发型	无	伴随其他荷尔蒙或代谢异常或基因异常如肢端肥大症
葡萄糖耐受性异常	无	未达血糖过高诊断糖尿病标准者，但亦非正常者
妊娠型糖尿病	怀孕妇女	妊娠中发生，产后消失

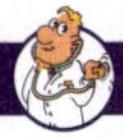

定期健康检查

人们所罹患的糖尿病，有九成以上是第2型糖尿病，而且一半以上的人都不知道自己已患有糖尿病。因此个人最好能经常注意本身的身体状况，每年定期做健康检查，了解血糖值的变化。

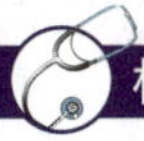

相关的数据

第2型糖尿病比第1型糖尿病更具强烈的遗传倾向，同卵性双胞胎中当有一位是第2型糖尿病，另一位发病率为94%。家中有一位第2型糖尿病，其他兄弟姊妹约有2/5的几率发病。父母亲皆有病，儿女有1/3的几率发病。

糖尿病的高危险群

一般来说，糖尿病的早期症状并不明显（指第2型糖尿病），等到症状明显，通常病情已经颇为严重，那有没有办法可以及早得知与预防呢？或是哪些人在平常就应该特别注意与预防糖尿病呢？

其实针对糖尿病患者做分析后，可以发现几个形成糖尿病的共通因素，但这是针对第2型糖尿病患者而言，第2型糖尿病的高危险群包括：中年以上（危险性随年龄渐增）、曾有过空腹血糖偏高者、家族中有第2型糖尿病患者、肥胖、反复感染症、视力障碍、不明原因的周边神经病变患者等，也由于第2型糖尿病早期症状不明显，因此需要针对高危险族群，优先考虑是否有糖尿病，以定期的血糖值检测来做确认。

哪些人容易得糖尿病?

有糖尿病家族史

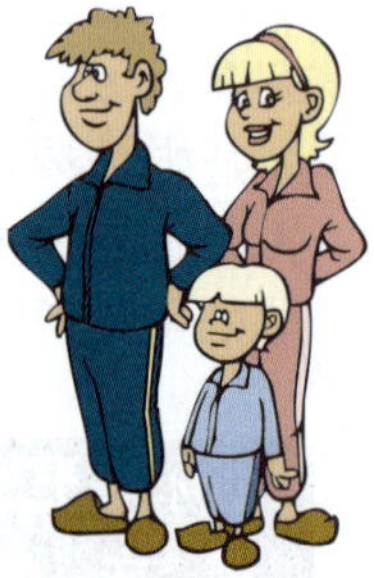

根据统计指出，有糖尿病家族史的人，患糖尿病的几率是普通人的5倍以上，所以若身为糖尿病患者的家属，一定要更加注意预防糖尿病。

肥胖者（体重超过正常体重的120%）

肥胖者易得糖尿病，主要在于肥胖者胰岛素的运用效率较差，容易造成血糖过高，引发糖尿病。

曾有空腹血糖异常或葡萄糖耐受性障碍

根据研究指出，曾经出现过空腹血糖异常或者有葡萄糖耐受性障碍者，都容易罹患糖尿病。

高血压、高血脂

根据统计发现，如果是高血压、高血脂或血脂异常的患者（高密度胆固醇<35mg/dL；三酸甘油酯超过250mg/dL），也容易罹患糖尿病。

活动量少、不常运动者

活动量少、不常运动者，在心血管循环方面功能较差，也比较肥胖，容易得糖尿病，或血脂异常。

妊娠糖尿病或生产婴儿超过4kg

根据研究指出，患过妊娠糖尿病的女性，虽然在生产后会痊愈，但是在未来20年糖尿病发病的几率却很高，此外研究发现，曾生产过巨婴（出生体重>4000g）的女性，也容易得糖尿病。

多囊性卵巢症候群

根据研究指出，曾罹患多囊性卵巢症候群的女性，比一般女性得糖尿病的几率还高，因此也属于糖尿病的高危险群。

年纪大于45岁者

中年之后，由于人体逐渐老化、胰脏功能退化，如果加上不注重饮食与运动，容易成为糖尿病的高危险群。

种族

关于种族方面的问题比较少人探讨，但是也有研究指出，美洲印第安人、西班牙人、黑人、亚裔美国人或太平洋岛屿之种族，比较容易罹患糖尿病。

每年定期筛检

只要在40岁以上，最少每一年要做一次糖尿病的筛检，筛检方式很简单，即测量空腹8小时及饭后2小时的血糖值。

相关的报告

酗酒者较易罹患酒精性胰脏炎，长期酗酒，酒精会使肝脏受损害，并可能引发酒精性胰脏炎，造成胰脏功能障碍，如此一来，也较易变成续发性糖尿病患者。

糖尿病的治疗

虽然现今医疗科技很发达，可惜的是糖尿病仍无法根治，但也绝非不治之症，透过饮食的调节、适当的运动、按时服用药物与定期复检等方式，也能够有效控制病情。由于糖尿病与身体能量代谢有关，因此饮食调节是治疗糖尿病的首要工作，学习了解食物的性质与替代食物，从饮食中获得足够的热量，又不会让血糖过高。其次是适当的运动，有助于消耗过多的能量、促进心血管功能，使血糖稳定。而药物治疗也非常重要，对于第1型糖尿病患者来说，需要长期注射胰岛素，第2型患者除使用口服降血糖药物，有时也需要辅以胰岛素治疗。最后养成定期检查的习惯，接受追踪治疗，只要能确实做到这样完整的治疗，相信糖尿病定能与你和平共存。

多管齐下搞定糖尿病

为了能够实际了解糖尿病治疗的效果，最好订下一个目标，有了合理的目标，才能够切实掌握病况与调整治疗方式，不过每个人的状况不同，因此也不一定强求达成理想目标，只要能够接近，治疗效果就算良好。

理想治疗目标

- 空腹血糖80~120mg/dL。
- 饭后 2 小时100~160mg/dL。
- 糖化血色素7%以下。
- 血压120/80mmHg。
- 胆固醇160mg/dL以下。

治疗糖尿病四大要诀

控制饮食

控制每日摄取的热量、维持理想的体重与学习选择食物的种类及数量，都是在治疗糖尿病上需努力的方向。重要的饮食原则如：均衡摄取各类食物、少量多餐、增加纤维膳食、少吃油炸、内脏等高油脂、高热能食物、避免汽水、甜点等精制糖类、避免喝酒等等。最好能和营养师或医师讨论，设计出一套适合自己的营养餐。

→详见第90~91页

适度运动

运动对于糖尿病的治疗有很大帮助，原因包括：增进体能与延缓慢性病发生，增加细胞对胰岛素的敏感度，减少对胰岛素的需求量、降低血糖，减轻体重，降低血脂、改善心血管功能。对需要长期依赖胰岛素的患者来说，有助于胰岛素发挥效用、降低并发症发生几率。

→详见第110~111页

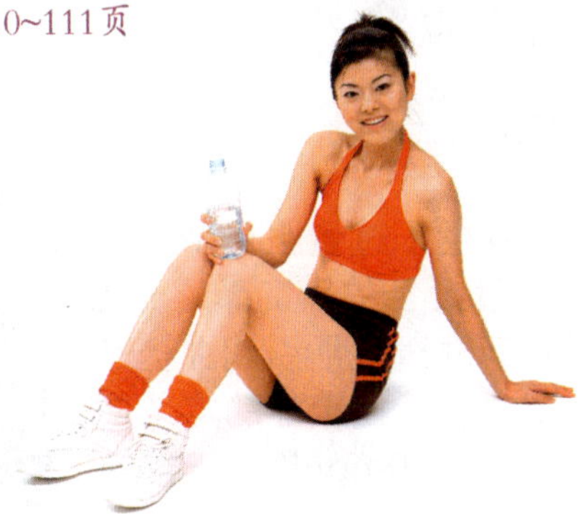

药物使用

糖尿病的药物大致分成两类，一类是降血糖的药物，另一类是胰岛素，降血糖的药物通常为第2型糖尿病患者所使用，需要服用一段时间，才能看出效用，而且副作用因人而异，可依个人的状况选择不同类型的降血糖药物；至于胰岛素，通常是第1型的糖尿病患者所使用，第2型患者使用降血糖药物效果不佳时，才会改用胰岛素。

→详见第64~65页

自我检查与追踪治疗

只要确定罹患了糖尿病，患者就必须时时监控自身的血糖，一定要学会自己测量。目前市面上有出售简易血糖测定器，操作简单、小巧轻便，在各大药房与医院都有出售，使用的效果很不错，患者经由自我检测，积极控制血糖值，如果出现不正常的情况，则要赶紧就医，而且为了确保病况稳定与预防并发症，每个月最好能复诊一次，据实接受医生的检查与指导，这样便能确保治疗的效用。

糖尿病的并发症

糖尿病除了有典型症状外，最令人害怕的就是引起全身性的各种并发症，由于体内血糖浓度过高造成的病变，可能出现在眼睛，也可能在心血管、神经或内脏器官，难以预知，这也是糖尿病最令人手足无措的一面。因此，并发症的检查与诊断是治疗糖尿病不可或缺的一环。

一般将并发症分为两大类，一是急性并发症，如：低血糖症、酮酸中毒、高渗透压高血糖非酮性昏迷等，症状一旦发生需要马上进行处理甚至送医治疗，否则后果堪虑；二是慢性并发症，如：眼睛病变、肾脏病变、神经障碍、心血管疾病等，但是影响的范围广大，不容易预知，因此定期检查与预防就显得非常重要，慢性并发症皆由于血糖没有得到良好的控制而影响到其他器官所致，所以对于并发症一定要注意。

并发症分类

- **急性并发症**：低血糖症、酮酸中毒、高渗透压高血糖非酮性昏迷。
- **慢性并发症**：视网膜病变、肾脏病变、神经病变、心血管疾病。

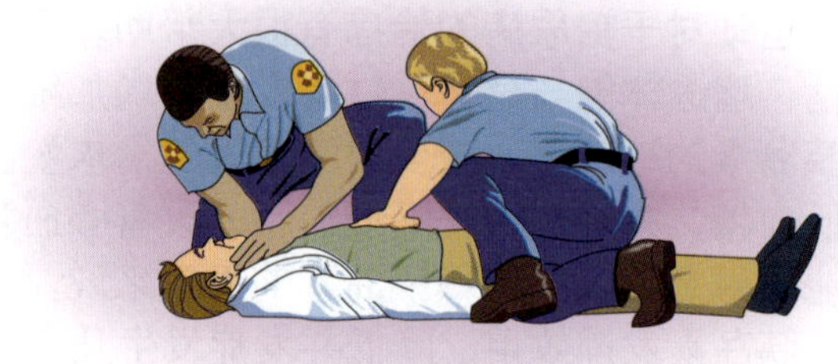

急性并发症

低血糖症

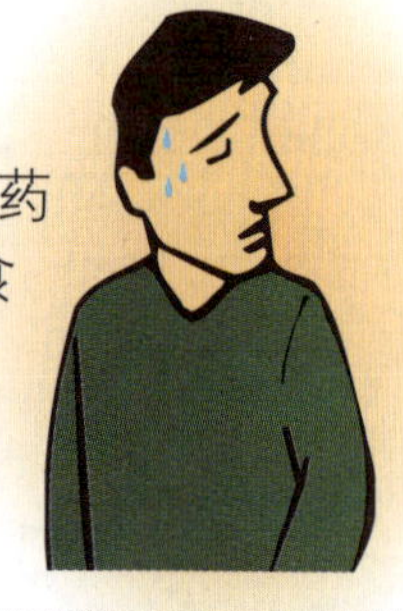

多发生于过量服用降血糖药物、注射太多的胰岛素、进食不足或运动过度所引起血糖过低的现象。低血糖症的定义是指血糖低于50mg/dL（正常的

血糖值应为80~120mg/dL），但只要有相关症状，即使血糖大于50mg/dL，仍可称为低血糖。发作时，轻度症状有心悸、冒冷汗、饥饿、头痛、头晕、虚弱、冷颤等；中度症状则有反应迟钝，精神恍惚，注意力减低，口齿不清，严重时还会昏迷、丧失意识。

◆处理方式

一旦出现症状，马上服用糖片、糖果、果汁等含糖分的物质，如果有小型血糖测定仪，要自我测验低血糖情形，经处理30分钟后症状仍未消除的话，最好能尽快送医，如果出现意识变化的症状，则需要马上就医找出原因，以免再次发作。

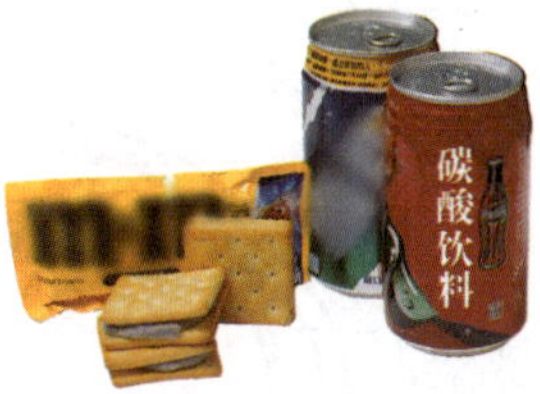

酮酸中毒

较常发生在年轻第1型糖尿病患者身上，第2型也可能发生，发生原因多合并疾病感染或中断胰岛素注射，造成人体缺乏胰岛素所形成的高血糖，脂肪会大量分解，产生游离脂肪酸，这些脂肪酸进入肝脏制造大量酮体，使血中出现酸中毒，同时因水分大量流失，会有脱水和电解质不平衡的现象。症状有虚弱、恶心、呕吐、腹痛、嗜睡、呼吸困难、昏迷和休克等等。

◆处理方式

一定要紧急送医急救，补充水分、测定血中酸碱度和电解质，并加上适量的胰岛素，如果因感染或合并疾病引起，则需要治疗疾病。

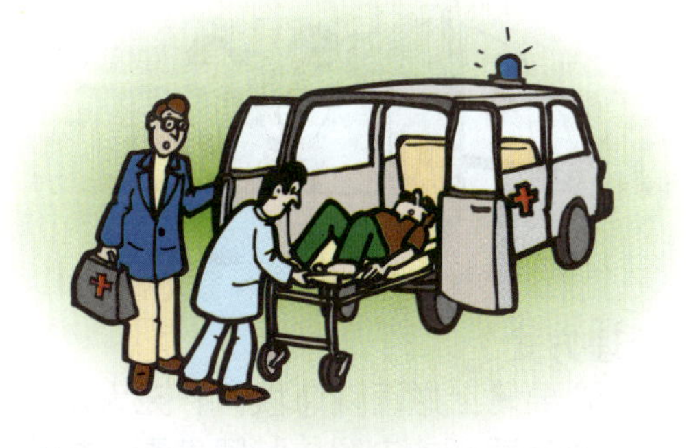

相关的研究

1993年发表的糖尿病控制及并发症临床试验（DCCT）和1998年发表的英国前瞻性糖尿病研究（UKPDS）都显示，严格地控制血糖对第1型或第2型糖尿病患者，能减少并发症发生，这两个大规模试验，给我们最强的结论就是“良好的血糖控制是有益的”，也应是我们追求的目标。

高渗透压高血糖非酮性症候群

这类并发症多发生在第2型糖尿病患者身上，年龄通常都超过60岁，大部分是由感染、中风、心肌梗塞等诱发因素所引起，造成血糖浓度异常升高，血糖值可达600~800mg/dL，主要的症状有意识模糊导致休克，也会出现严重脱水的症状，但没有酸中毒，不过死亡率颇高，需要特别注意。

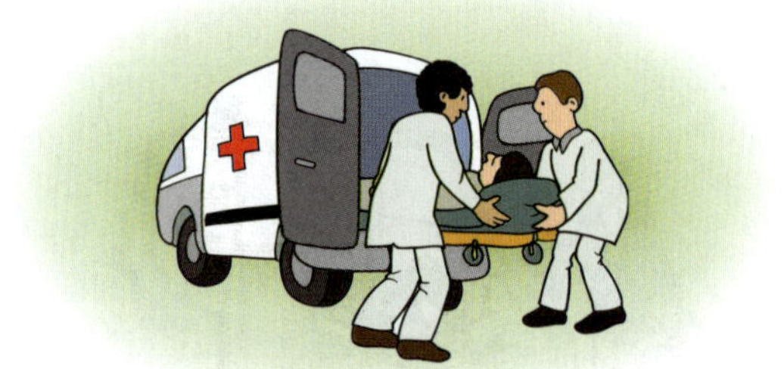

◆处理方式

一定要马上送医院急救，补充大量流失的水分、补充适当的电解质和胰岛素，如果因感染或合并疾病引起，则要治疗疾病。

慢性并发症

眼睛病变

眼睛病变是糖尿病常见的慢性并发症之一，包括：角膜病变、水晶体病变、青光眼、视神经病变、视网膜病变等。最常见的是视网膜病变，发生比率高，长期的高血糖使视网膜血管通透性改变，造成局部微血管闭锁，进而使视网膜组织缺血、缺氧，甚至有新生血管生成，严重如玻璃体出血、视网膜剥离，甚至完全失明。

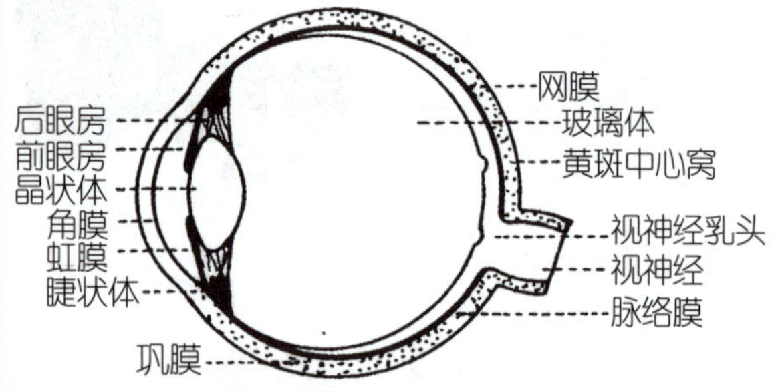

相关的数据

根据统计，糖尿病排国人十大死因之第五位，它会造成多种器官的病变，如肾脏病变、神经系统病变及视网膜病变，而糖尿病患者失明的几率较正常人高出25倍，是造成失明的主因之一。

常见的眼睛病变

角膜病变与水晶体病变引起的白内障，透过手术可以恢复；青光眼则是视网膜缺氧病变引起，经由手术、冷冻治疗、雷射治疗等皆能恢复；视神经病变则有视神经盘水肿、充血等现象。

◆处理方式

从预防的角度做起，患者平时应和糖尿病专科医师配合，严格控制血糖。此外，至少每年做一次眼睛检查，再依病变的情况，按照眼科医师指示定期回诊，做更适当之治疗。

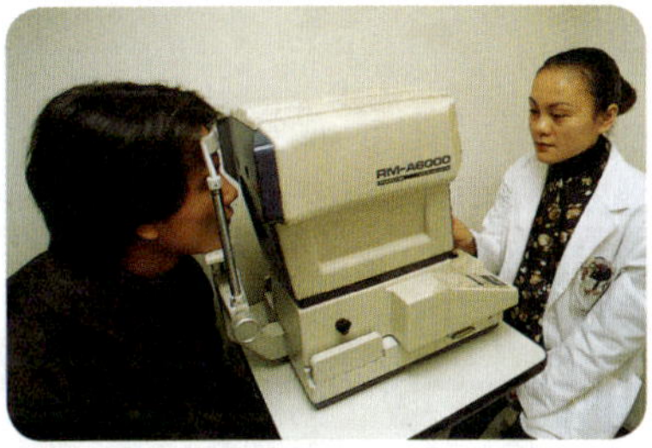

肾病变

糖尿病患者罹患肾脏病比一般人多数十倍，据估计，洗肾病人中，糖尿病患者就占了1/5，而肾脏方面的病变，肾丝球硬化导致尿毒症的产生，因此除了控制血糖，也应该要做尿蛋白的检验，提早发现肾病变。

◆处理方式

为预防肾脏病变，平常应该严格控制血糖与血压，一旦确认肾病变，应以低蛋白饮食原则为主，平时多喝水、勿憋尿，注意个人卫生、预防尿道感染，同时慎用药物，如非类固醇抗炎药、某些抗生素及医疗诊断使用的显影剂，也可能会引起肾脏病变。

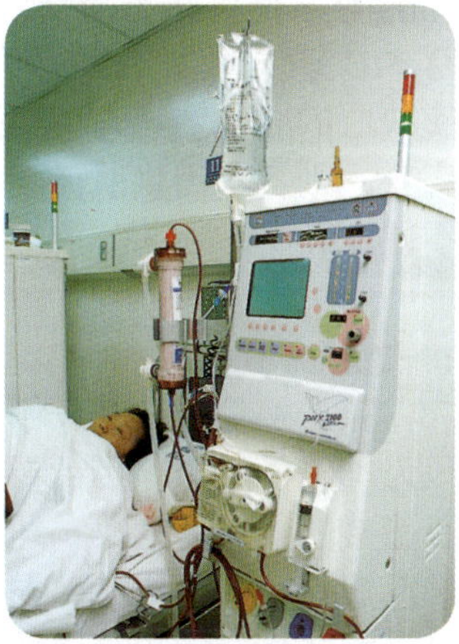

保持口腔清洁健康

糖尿病的并发症，还有口腔病变，其中尤以糖尿病引起的牙周病最常见，而且伤口不易愈合，预防之道除控制糖尿病病情外，平时也要注意口腔卫生，饭后记得要漱口，或使用牙线清洁齿缝间的异物，保持口腔的清洁与健康，才不容易发生病变。

须留心视力变化

糖尿病眼睛病变与患病时间长短及年纪有极大的相关性，年纪大的患者易有白内障，也较易有视网膜病变及黄斑部水肿。严重的视网膜病变及黄斑部水肿患者，因雷射治疗施行困难，可能须先做白内障手术，并于术后密切追踪。所以，年纪较大的糖尿病患者，若有视力下降的情形，切勿掉以轻心。

神经病变

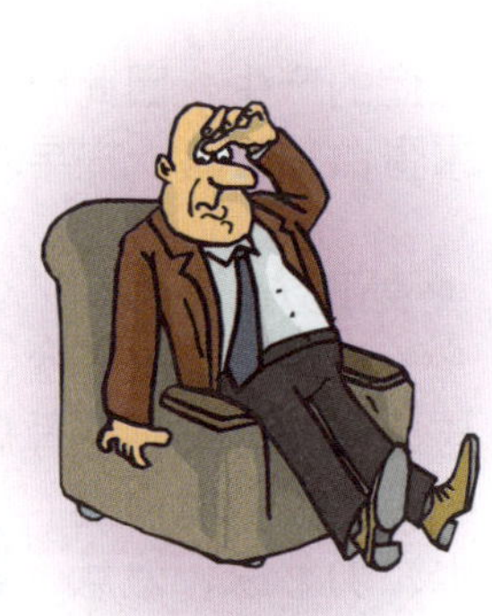

糖尿病神经病变分为对称性与不对称性末梢神经病变，对称性末梢神经病变患者，最困扰的问题是疼痛与感觉麻木，感觉麻木则容易使缺血的肢体溃疡与感染；不对称性末梢神经病变，则容易出现肌肉萎缩，导致无力与行动不便。

◆处理方式

除严格控制血糖，平常要注意保护四肢，因为神经不敏锐，因此要经常注意有没有不小心造成的伤口、感染与压迫；而药物的治疗对于疼痛者也是必需的，譬如止痛药与抗忧郁剂对于灼热痛、闪电痛以及持续性疼痛，也有相当的疗效。

足部问题

足部问题是由多种系统异常合并所产生。譬如：神经病变产生手脚麻木，对温度、痛觉、震动较不敏锐，即使受伤也无感觉，还有肌肉萎缩、足部变形、发汗减少、皮肤干燥等，使足部容易受伤，而且周边血管阻塞、循环不良、伤口不易痊愈，另外，免疫系统功能不良、抵抗力变差，有伤口时会造成感染等，都会影响足部的健康，如果严重还可能需要截肢。

◆处理方式

1. 每天要洗脚，由于感觉变得迟钝，可先用手肘测试水温或请家人帮忙测试，洗脚后要以棉质布料吸干水分。

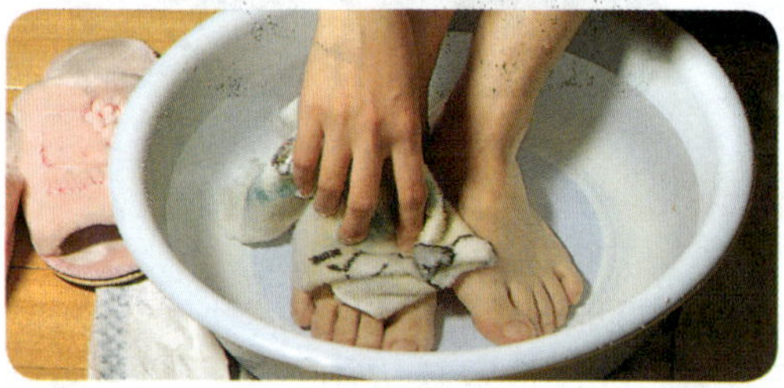

2. 睡前检查双足有无干裂、水泡、割伤、红肿等。如有困难，可使用镜子或请他人帮忙检查。

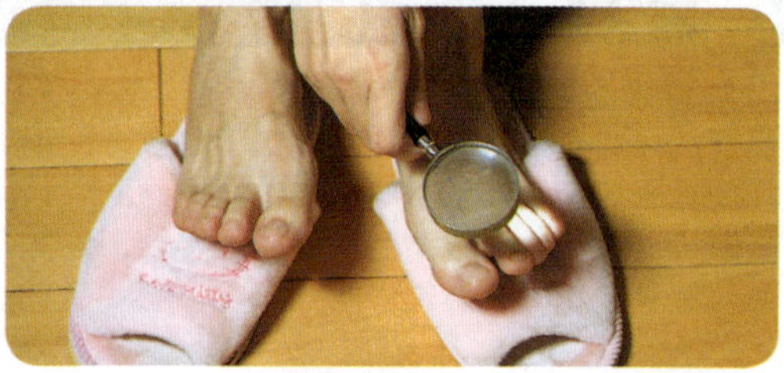

3.发现皮肤干燥则可以涂抹乳液，指甲太长，修剪时尽量平剪，避免伤到皮肉，如果长鸡眼，可用软刷、浮石去除，不要用刀子割除。

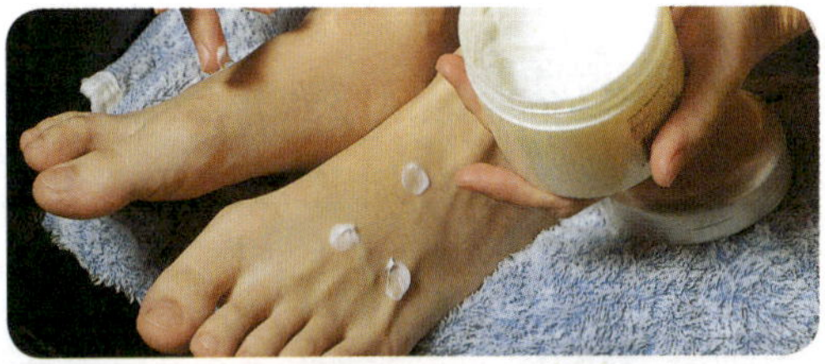

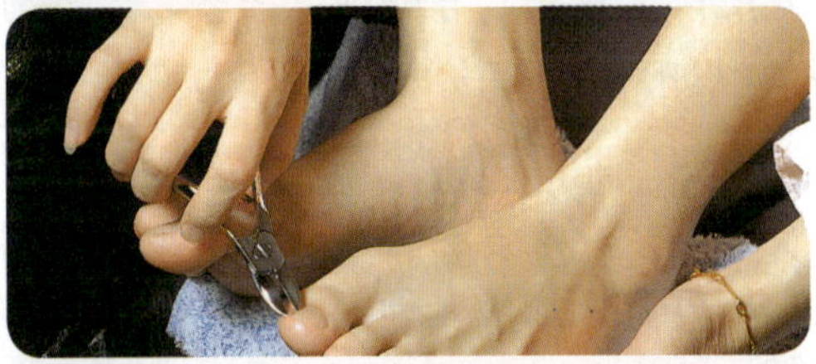

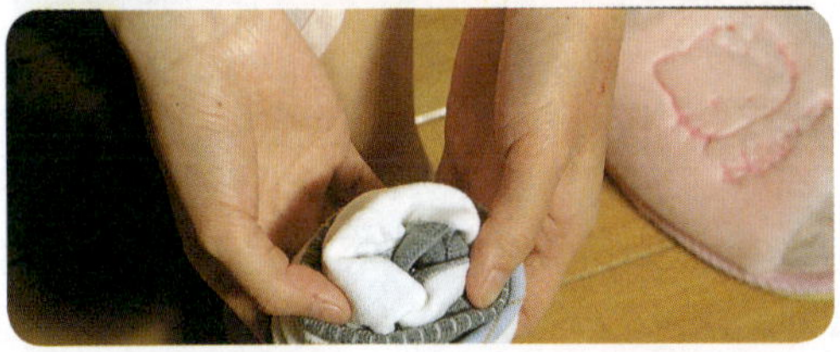

4.鞋子要柔软合脚，换穿新鞋时，穿着时间不要太长，也不要赤脚走路，最好穿着袜子。

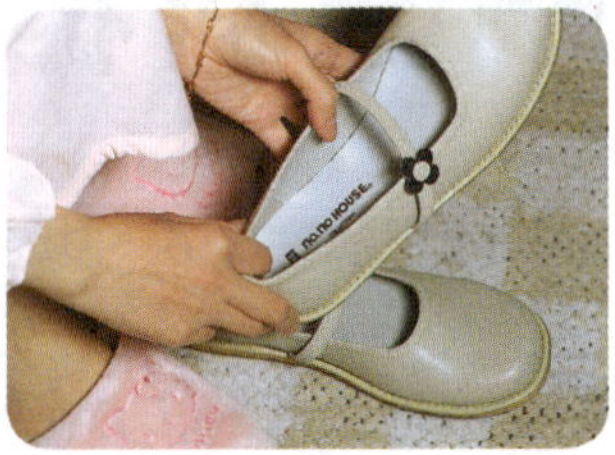

心血管病变

糖尿病引起大血管病变是主要死亡和残废的原因，糖尿病患者得心肌梗塞和中风的几率是一般人的2~3倍，周边血管病变所引起的下肢动脉阻塞是一般人的4倍，而且发病较早，预后也较差。包括脑、心脏、肾脏以及末梢血管的动脉硬化，大都源起于血脂代谢的障碍，其次则为高血压。

◆处理方式

良好的血糖控制、血压控制、血脂肪控制、戒烟、规律运动等等。

并发症经治疗可避免或延缓

有时糖尿病末梢神经病变、视网膜病变及肾病变可能会出现在同一患者身上。这些都可经由治疗而避免或延缓，因此预防糖尿病并发症需同时一起监测，以便早期发现早期治疗。

相关的研究

糖尿病的并发症与罹病时间长短及血糖过高严重程度有关。而糖尿病末梢神经病变罹患的机会，在有视网膜及肾病变的糖尿病患者身上较高，推测这三者有相同的致病机理。

中医对糖尿病的看法

糖尿病在中医领域里属于消渴症，特色是多饮、多食、小便多，久则身体消瘦，或者尿中有甜味等为主要的症状，早在《黄帝内经》一书中即有相关记载，历经各朝代发展，至宋朝才逐渐定下“三消”分型施治的局面。

所谓“三消”，最早指的是消渴、消中、消肾，后来称为上消、中消、下消，三种不同的症状与病因，分别也有不同的对治方法，另外还有无法归类的兼证。不过要注意的是，消渴症并非完全等同于糖尿病，只是糖尿病所出现的症状与中医的消渴症非常相似，而且治疗方式也雷同，至于是哪一种的症状与治疗方式，必须经由中医师来判断，个人不要随便购服成药治疗。详细说明如下。

消渴症致病原因

中医认为消渴症的病因归纳有四种，与西医的糖尿病病因相似：

- 多吃肥肉、甘甜、厚味或饮酒多之人，与第2型糖尿病形成主因相同。
- 劳心竭虑、营谋强思、用心太过，就西医来说，情绪起伏会导致肾上腺素分泌，容易造成血糖升高，加上其他因素如肥胖，合并成为糖尿病患。
- 房事不节制，单纯房事过多并非直接相关因素，只是房事不节制者，通常有纵欲的现象，如特殊生活形态，是形成糖尿病的主因。

相关的报告

在三消论中提到：夫消渴者，多变聋盲。意思是消渴症长期下来，可能会导致失明，这与西医所指的糖尿病眼睛病变相同。

●热病火燥，第1型糖尿病有些发生是由于病毒感染，而第2型糖尿病会因感染症而病情加重，有些患者就可能是在如此情况下，首次发现有糖尿病。

消渴症致病原因

消渴症类型	致病原因	症状原理	治疗
上消	燥热伤肺	烦躁而口渴，需要喝很多水，小便频繁而量多，舌头色红，舌苔不厚而色黄，脉搏跳动快速	清热润燥、生津止渴
中消	胃火消中	消化快、容易饿，多吃，多渴，多尿，身体消瘦，舌苔黄而干燥，脉象紧实有弹力，或有便秘	清胃、润燥
	脾胃气虚	消化快、容易饿，却吃不下，或虽能吃却耐不住饿，稍微饿就没有力气。口渴但水喝不多，小便清，身体乏力，或有身子虚肿，大便稀软，舌苔淡而几乎没有，脉搏微弱	益气摄精
下消	肾虚火亢	尿频繁而量多，口干，腰和膝盖酸软无力，小便浑浊带甜味，或兼有烦躁不安，遗精，失眠现象，舌头红色，脉象细而跳动快	滋阴固肾
	阴虚及阳	小便很多，甚至喝一份却尿两份，尿清如水或是浑浊如膏，口渴但喝得少。面色黑暗，形容憔悴，耳轮焦干，脸浮肿或少尿，或兼有大清早腹泻，腰和膝盖酸软无力，形体寒，四肢发冷，阳痿及提早泄精，舌苔白滑，舌质淡而娇嫩，有齿痕，脉象沉而细	引火归元

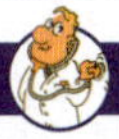

消可症疗法

消渴症疗法：

1.使用方剂：加减辨别症候，对症下药。

→详见第80~81页

2.使用针灸：经动物实验证实，针灸有降血糖作用，而人体实验仍在进行研究当中，但可缓解症状，尤其是对并发症，如糖尿病引起的神经痛，经由针灸能有减轻疼痛的疗效。而且针灸有调节免疫系统功能，从而减少心血管的并发症。不过使用针灸，要注意消毒，以免感染，因为糖尿病患者对于感染症的抵抗力特别弱。

Part 3

糖尿病自我检查

糖尿病检测PART1

想要确实诊断出糖尿病，最准确的还是得靠血糖的检测，可是要做血糖值的检测，往往要特别跑一趟医院，或者在进行健康检查时才有检验血糖的机会，本书将介绍两种较简单、方便的方法，帮助你检查是否罹患糖尿病。

前面提过，糖尿病有典型的“三多一少”症状，能作为判断糖尿病的重要线索，但并非出现这些症状就一定是糖尿病，而且各人的症状也可能不同，单纯由症状是不能随便得出结论的。本书所提供的自我诊断检测图虽不能确定诊断为糖尿病，但可以帮助你初步厘清是否有糖尿病的高度可能性。如果你有严重的倦怠感，可使用右边的检测图，如果你频尿情况严重，则使用第48页的检测图。

依症状自我检测

倦怠感

一般睡不好、工作太累或运动过后的倦怠是正常的反应，不需担心。但倦怠的情形持续且非常严重，且无法确定倦怠的原因，最好还是请教医师比较妥当。

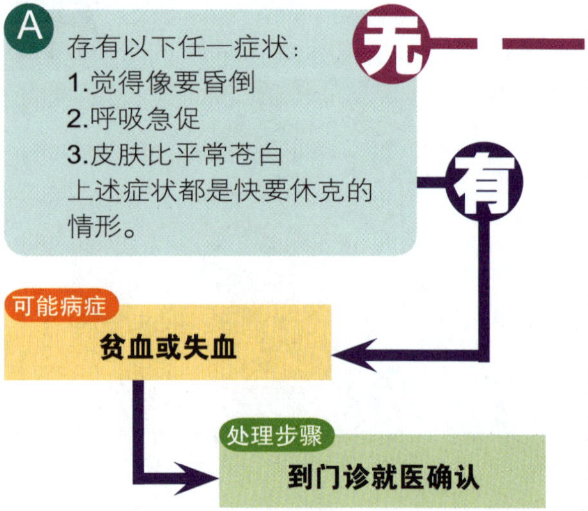

B 体重减轻

三个月内体重减轻原有的10%以上。例如：原为60kg，并没有经过刻意减肥，就减少6kg以上，代表一定有问题。

无 → 接下页E

有 ↓

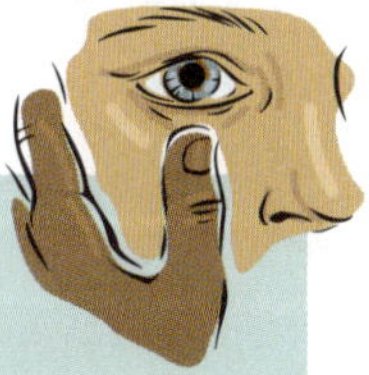

C 存有以下任一症状：

1.比以前口渴

2.多尿

3.视力模糊

这些为糖尿病患者可能的症状。

无 → D

有 ↓

可能病症

糖尿病

处理步骤

到门诊就医确认

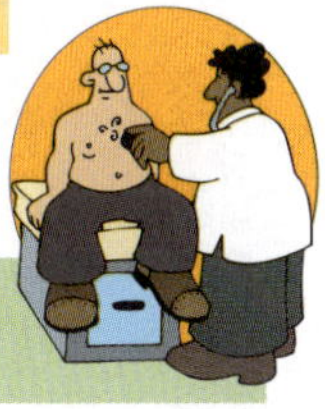

D 目前有没有服药

有些药物会引起倦怠，如果现有服用药物，应先评估是否药物引起的倦怠。

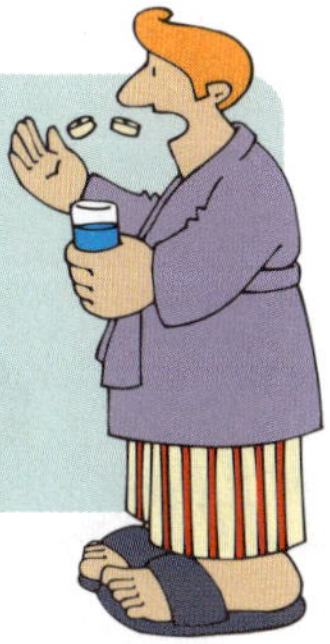

无 → 接下页F

有 ↓

可能病症

药物引起的倦怠

处理步骤

某些降血压的药物，可能会引起严重倦怠，如为自行购药者，应马上停用，并找医师询问，如果是医师的处方药，则向原处方医师请教。

接上页D

F 喝酒有无过量

建议量每日不超过男性2酒精当量(酒精当量约2/3瓶啤酒)，女性2酒精当量的酒。

1酒精当量的酒可以是4°啤酒330mL、11°红酒125mL、20°以上强化酒75mL、40°以上烈酒40mL。

无

有

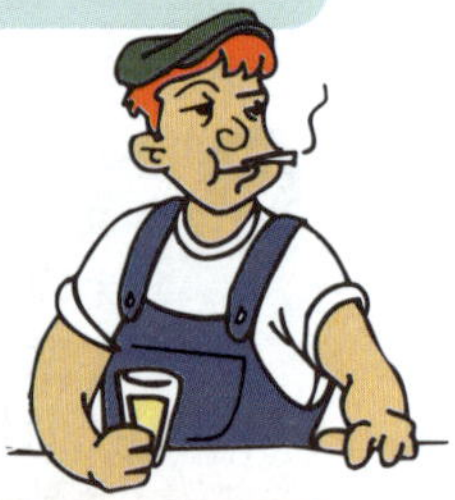

可能病症

酒精成瘾

处理步骤

戒酒

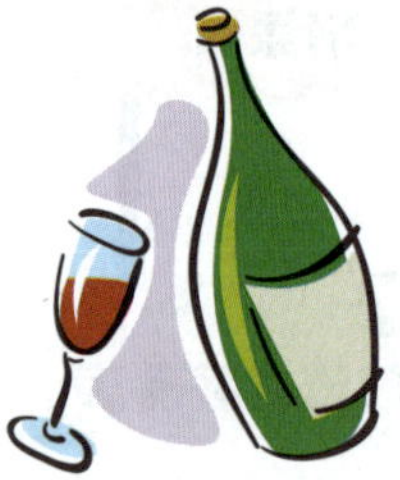

接上页B

E

存有以下任一症状：

1.皮肤变粗或干燥

2.变得比以前怕冷

3.毛发变细

上述症状有些是甲状腺功能障碍患者会出现的现象。

有

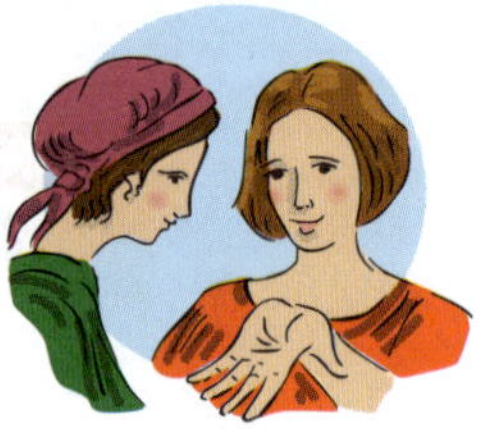

可能病症

甲状腺功能低下

处理步骤

到医院确诊

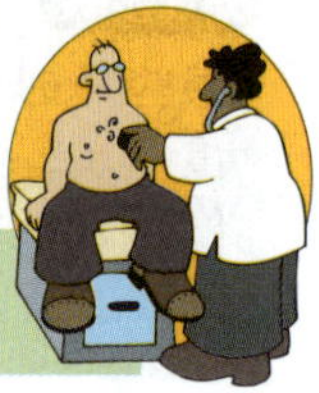

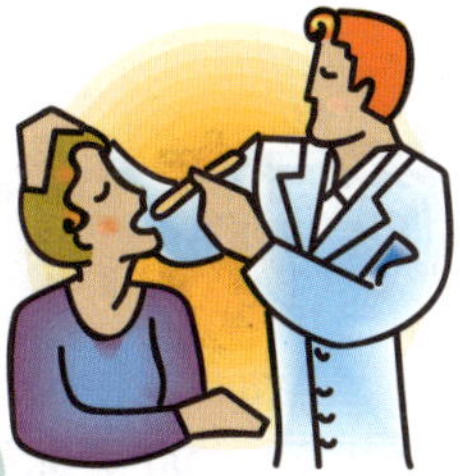

G 存有以下任一症状：
1.自我评价低下
2.注意力不集中，无法下决定
3.对性方面缺乏兴趣
这些症状显示有忧郁症的可能性。

有

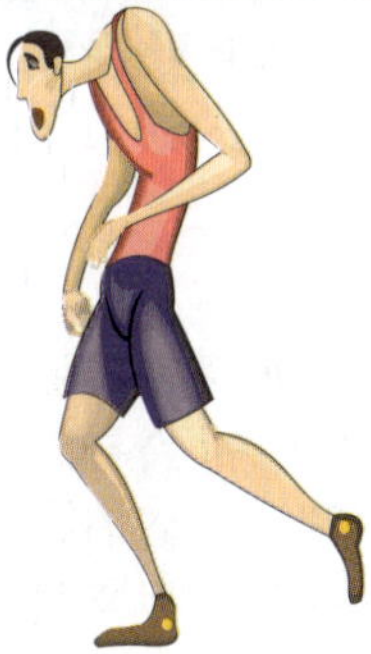

可能病症
忧郁症

处理步骤
到医院看诊确认

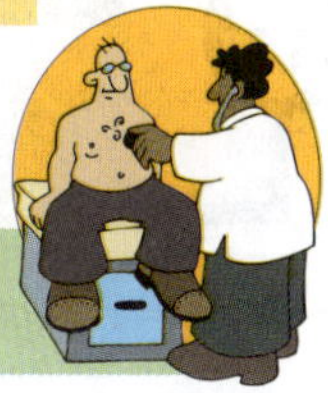

无

H 最近有病毒性感染，例如感冒。

有

可能病症
感染症恢复期

处理步骤
如症状持续超过2周，要到医院就医。

无

可能病症
找不出合适原因

处理步骤
到医院看诊确认

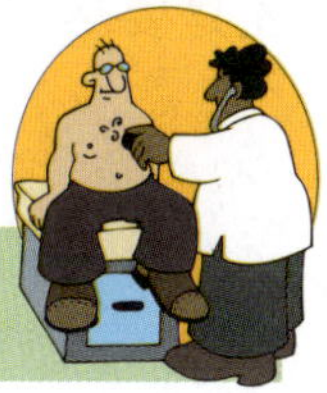

糖尿病检测PART2

前面提到，如果你怀疑自己罹患了糖尿病，最准确判断的方式当然是做血糖的检测，但症状也是不可忽略的重要线索，只是症状的判断必须非常小心，有些症状可能只是短暂或心理因素引起的，并没有代表性，作为判断的症状必须是持续出现而且逐渐加重的情况。另外，糖尿病早期不见得有症状，所以初期症状可能不明显，不容易观察到，因此，个人平常就应该更加注意身体的各种变化，才可能早期发现、早期治疗。

这里的糖尿病检测图，从糖尿病患者最常会出现的症状之一的频尿，作为检测的开始，如果你频尿的情况严重，即按照本流程图，做一个糖尿病的自我诊断，不过如有任何疑问还是要尽快就医。

糖尿病DIY检测图

频尿状况

是

A 尿量比平常稀少

如果是频尿，仍须进一步以尿量来做分析，跟自己平日尿量做比较，以分别是尿量减少的情况，或是一样、甚至增加等情况。

否

H 比以前容易口渴

很多情况会导致口渴，假如比以前口渴的情况明显，又不清楚原因，则应就医查明。

是

I 不明原因的体重减轻或视力模糊

口渴加上不明原因的体重减轻或视力模糊，常可能为糖尿病早期症状。

B 是否为女性

男、女性的泌尿及生殖系统不相同，女性会有怀孕的考量，上年纪的男性，则会考虑前列腺问题，这些情况也会引起尿频。

否 → 接下页D

是 → 接下页C

J 有没有喝大量的咖啡、茶、酒精或其他会利尿的饮料

许多日常饮料有利尿作用，以咖啡、茶、酒精是最常见的。

是 →

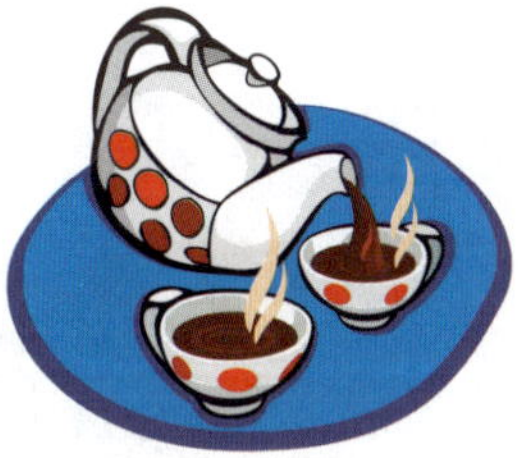

处理步骤

减少该类饮料摄取

否 →

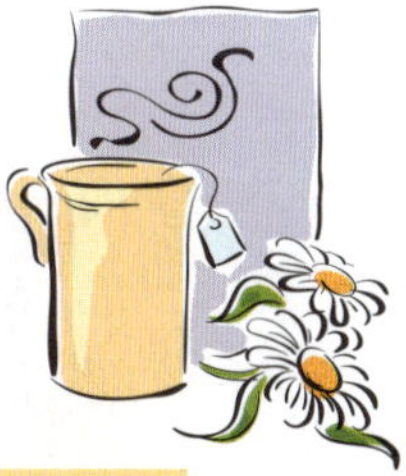

可能病症

肾脏毛病或内分泌系统问题

处理步骤

到门诊就医确认

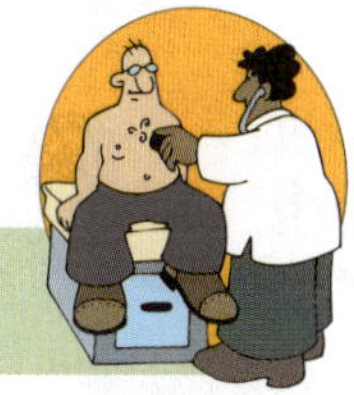

否

是 →

可能病症

糖尿病

处理步骤

到门诊就医确认

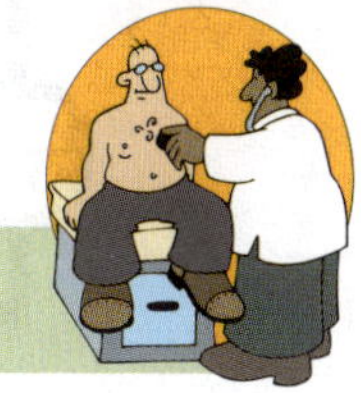

接上页B

D 刚开始的排尿困难或射尿无力
上年纪的男性，大于55岁，则需考虑前列腺问题。

是

可能病症
**前列腺肥大
(55岁以上男性需考虑)**

处理步骤
到医院泌尿科看诊

否

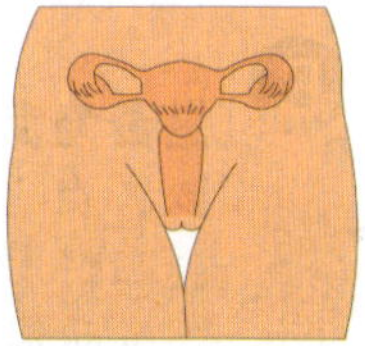

E 尿急却只能排出一点点、小便时有灼热的疼痛感或是控制排尿有困难
女性泌尿道较短、较直，因此容易有感染问题。

是

可能病症
膀胱激躁症、泌尿道感染、膀胱炎等

处理步骤
到门诊就医确认

接上页B

C 有没有怀孕
怀孕早期或末期会有尿量增加情形。

否 → E

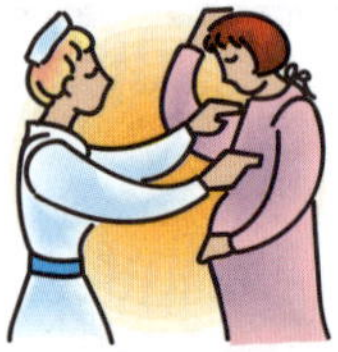

是

可能病症
怀孕伴随的正常生理情况

处理步骤
不需特别处理

否 → E

否 → G

G 焦虑或紧张时

一般焦虑或紧张时，较平日会更想上厕所，如果太严重干扰到日常作息，则需就医。

是 → 可能病症：**焦虑症** → 处理步骤：**到医院精神科看诊**

否 → 可能病症：**找不出合适原因** → 处理步骤：**到医院家医科看诊**

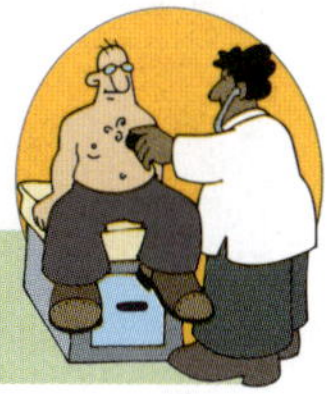

E 目前有没有服用药物

有些药物会引起频尿副作用，如果有服用药物，应请教医师以评估。

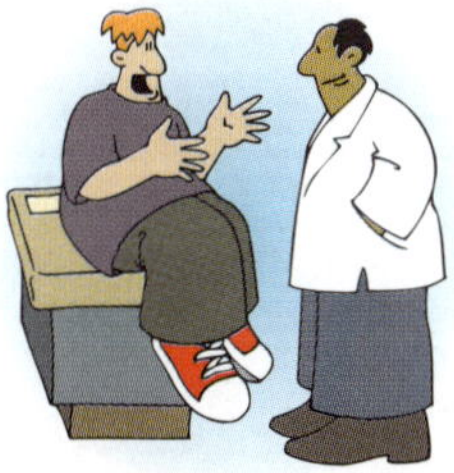

是 → 可能病症：**药物引起的副作用**

处理步骤：

找原处方医师讨论。若是自行购买药物，应停用，并找医师看诊讨论。

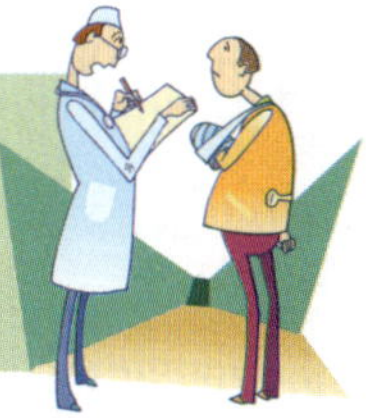

Part 4

糖尿病的诊断与治疗

何时需要看医生?

何时需要看医生这个问题，可以分成两种情况，第一种情况是尚未确定为糖尿病，但在某些情形下应该尽快就医，判断是否罹患糖尿病；第二种情况是已经有糖尿病，在某些情形下应马上送医救治，否则会危及生命。假如你是第一种情况，尚未罹患糖尿病、却是糖尿病高危险群（详见本书第30~31页），最好每年接受一次抽血检查，只要有血糖过高的情形，就要找医生诊断；假如你是第二种情况，已经罹患糖尿病，只要遵照医师指示控制饮食及按时服药，则按照预定的时间回门诊追踪检查即可，除非出现发烧、严重的尿路感染、皮肤感染或不明原因的腹痛、头痛或昏厥等，均要尽快就医，如果无法联络到原主治医师，也一定要找其他医师诊治，同时告知该医师个人的糖尿病病史及最近的治疗状况作为参考。

尚未发现糖尿病

如果你是糖尿病的高危险群，但尚未证实罹患糖尿病，一旦出现疑似糖尿病的症状，或者虽没有症状，但是血糖值检测过高，就需要看医生。诊断糖尿病的标准：

- 任一时间的血糖值达200mg/dL。不论空腹或饭后几小时，血糖值超过200mg/dL就表示符合此标准。
- 空腹8小时的血糖值超过126mg/dL。（至少两次检查以上符合）
- 75mg口服葡萄糖耐受试验超过200mg/dL。

已患有糖尿病

如果已经有糖尿病，必须“立即”就医的状况：

- **糖尿病低血糖症。**
- **糖尿病酮酸中毒。**

● **高渗透压高血糖非酮性昏迷。**

以上三项在糖尿病的并发症，在第二部分（详见第34~35页）有详细说明。

● **各种感染症**

感染也会使血糖升高，有很多糖尿病酮酸血症及高渗透压高血糖非酮性昏迷的病人经检查后，都证实是因严重的细菌感染所引起的，例如：皮肤感染、扁桃腺化脓。

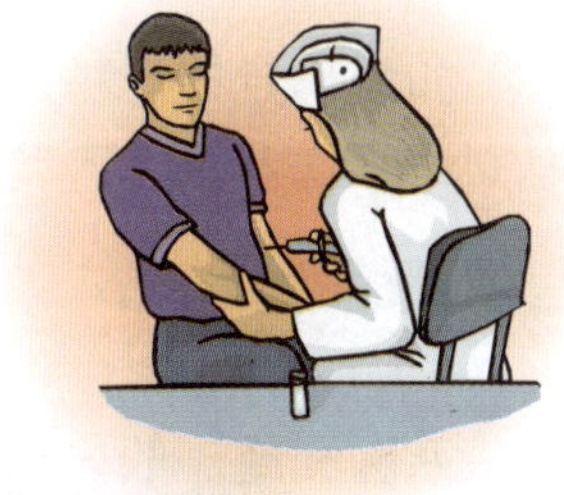

● **不明原因的高烧、腹痛**

不明原因的发烧，对糖尿病患者来说是很重要的危险讯号，表示可能有感染状况，免疫系统则在防御，但糖尿病患者的免疫反应较差，所以会使病情恶化。

● **送医重要警讯：发烧**

不明原因的急性发高烧，必须要考虑到可能的感染源，病史及症状表现很重要。除了下表状况需就医外，还有其他情况也可能需要就医，但无法一一列举，只能说遇到不明原因发烧，一定要尽快就医。

糖尿病患者各症状之可能原因

发烧及伴随的症状	可能原因
之前有咳嗽、感冒	考虑是否并发肺炎
之前有频尿、排尿灼热感	考虑肾盂炎
右上腹痛而又有胆结石病史	考虑急性胆囊炎，甚至是肝脓疡
下肢红肿痛，而腹股沟压痛	蜂窝组织炎并发淋巴腺炎
之前有拔牙，而脸部肿了一大片	可能是脸部的蜂窝组织炎，这种状况要非常小心，因为细菌可能会随着血流进到脑部，变成脑膜炎或脓疡
整个腹痛严重	须提防腹膜炎发生，必要时需以手术探查才能确定感染源，较常见为阑尾炎，并发脓疡所引起的
扁桃腺炎	发生在糖尿病患者身上，可能引起扁桃腺周边脓疡，扩散到颈部，进而压迫到呼吸道，必须以手术排脓，才有办法解决

糖尿病应该挂哪科?

想看糖尿病应该挂哪一科呢?在基层医疗中,家庭医学科或内科都是可以看的科别,不过每个家医科或内科医师仍有其专长,所以应该选择有治疗糖尿病经验与能力的医师比较好。此外,新陈代谢或内分泌科的专科医师也是很好的人选,但是该科医师人数有限,以大型医院为主,一般诊所或小医院不容易见到。

此外,糖尿病的治疗属于团队合作,除了患者本身和主治医师外,护理人员、营养师、药师及患者家属,都在其中扮演一定分量的角色。更完整的治疗小组,还包括预防并发症可能受转介的眼科医师、神经科医师、肾脏科医师、足部健康专家等,因此,糖尿病的诊疗可能比较复杂,挂号前还是先了解自身的状况与需求,才不会挂错科别、得不到合适的治疗。

基本科别

新陈代谢科(内分泌科)

如果确定罹患糖尿病或者出现并发症,可以到新陈代谢科(内分泌科)就诊。

家医科或内科

家医科或一般内科的医师,搭配营养师、护理人员及药师等,也是可能在糖尿病初始诊疗中出现的医疗团队。

并发症转诊科别

如果已经罹患糖尿病多年,且有并发症现象,可依不同的部位找医师诊治,但必须要告知医师本身患有糖尿病。譬如:眼睛出现病变可以挂眼科;如果末梢神经病变,可以挂神经科;如果是心绞痛、心脏衰竭可以挂心脏科;如果是肾功能异常及水肿可挂肾脏科。

眼科

每年至少追踪一次，看是否有视网膜病变，如有视网膜病变时，应以眼科医师建议之追踪频率及治疗方式为之。

神经内科

在发生任何疑似糖尿病神经病变之症状，如脚部失去温、痛感觉，或发生手脚末梢麻痛时，应进行神经电位传导的检查，确定是否为糖尿病相关的神经病变。

肾脏科

在肾功能异常时，如果有明显的蛋白尿及血中肌酸酐超过1.8mg/dL时，应会诊肾脏内科，做更完整的追踪及未来可能血液透析的准备。

总结

糖尿病是需要长期治疗与追踪治疗的疾病，最好能有固定医师看诊，不要随便更换主治医生，因为主治医生愈充分了解患者的生活习惯以及对疾病的看法或配合度，愈能有效掌握病情。

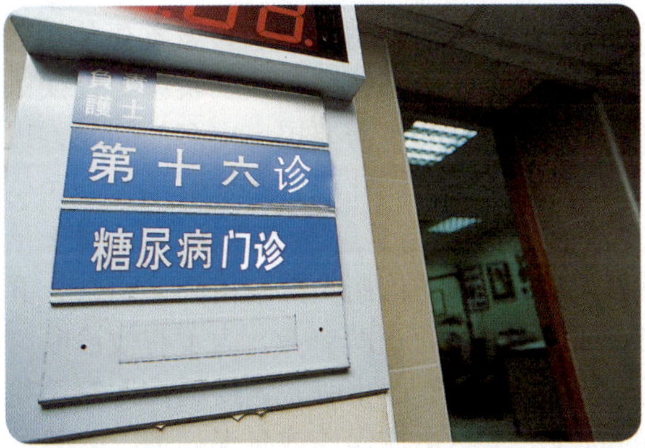

疑惑与解答

Q 如何选择医院?

A 糖尿病需长期追踪治疗，因此要以方便为主，比较容易长期接受治疗。医学中心或大医院的设备固然较先进，但大医院的就诊过程繁杂，病患也多，上一次医院就要花许多时间，还不如到附近的小医院，基层的医师更能够充分地沟通。

医生会提出哪些问题?

看医生时，医生会问的问题可分成两种状况来看，第一种情况是尚未确定为糖尿病，医生为了诊断可能会询问问题并安排检查，以证实是否为糖尿病；第二种情况则是针对糖尿病患者所做的询问，患者在开始接受治疗或者是面临追踪治疗、转诊与更换医师等情况下，医生需要提出更多的问题，以了解患者病情，因此患者必须要学会与医生交流，让医生更了解全盘情形，以利于治疗。由于医师的诊断大都借由问诊而来，并以各种检查作为辅助参考，为了有效诊断与治疗糖尿病，看医生时一定要据实回答医生的问题，不然造成误诊或延误病情，吃亏的可都是自己。

状况一

尚未确定为糖尿病

1 问 有什么症状?

答 包括常多尿、常口渴、体重减轻或其他症状。
（注：大多数糖尿病发病时，无明显症状。）

2 问 如果有症状，持续多久了?

答 详细说明症状。例如体重有变化，最好能实际说清楚，例如：半年前80kg，现在只剩68kg，没有刻意减肥就变瘦；或是原来裤子穿34号腰，现在穿30号腰还嫌大。

抽血检验，多会安排在早上

通常要进行抽血检验的病患，医师多会安排在早上抽血，因为一觉睡起来，差不多已空腹8小时，正好可以进行检验。

3问 家里是否有人有糖尿病?

答 特别是一、二等亲之内有糖尿病者，最好告诉医生作为参考。

状况二

糖尿病患者

1问 糖尿病有多久了?

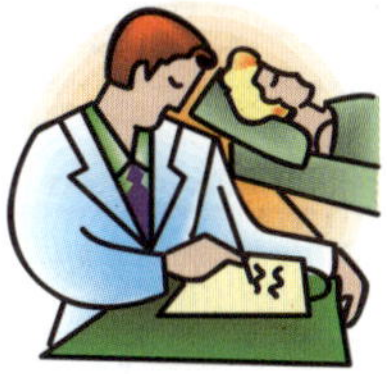

答 一年、两年、三年等，回答实际的数字。

2问 用什么药物治疗?

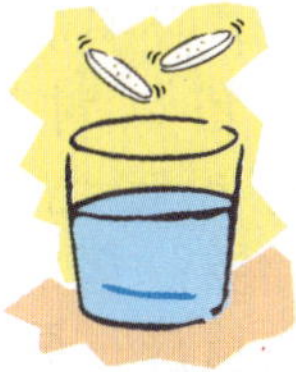

答 药物名称，若无法回答，可出示药物袋或处方笺。

3问 有其他的疾病?

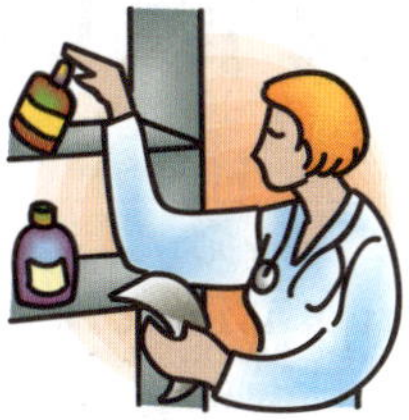

答 高血压、高血脂、痛风或高尿酸血症等，最好还告知医师所使用的药物。

4问 是否曾发生糖尿病的急性并发症?

答 低血糖、酮酸中毒或高渗透压高血糖昏迷等。

5问 是否曾因严重的感染住院过?

答 有、无。

6问 是否有糖尿病慢性并发症?

答 有、无。有则回答如视网膜病变、神经病变、肾脏病变等。

对医师据实以告

医师通常也会询问平时饮食控制及运动的情形，这时一定要“据实以告”。经常有患者怕挨医生骂，而回答“有啊，我都很注意啊！”其实在家里却甜的、油的样样都不少。因此，若能有家人或住在一起的朋友陪同就诊，可以让医师比较了解实际情况。

心情放轻松

看诊或验血当天最好不要安排很多事情，紧凑的行程会让人肾上腺素分泌增加，可能会造成血糖上升，影响测量的准确度，同样地，抽血前心情也要放轻松，以免压力大而血糖增高。

要做哪些检查?

很多人以为糖尿病就是尿里含有糖分，因此做检查时一定要验尿，其实这个观念只有部分正确，如果想要了解是否患有糖尿病及病况如何，除了进行尿液检验以外，血液测验才是更重要的。因为出现尿糖，不见得一定是糖尿病；而尿液中没有糖分反应，也可能血糖偏高，因此，仅以尿液检验的结果，并不足以判断糖尿病，最好还有血糖测定，才能确认罹患了糖尿病。

这里介绍的为诊断糖尿病可能会安排的检查项目及其内容，有助于糖尿病初期的诊治。

尿液检查

尿糖检查

使用试纸验尿，然后比对呈现的颜色看尿糖多寡，试纸通常是黄色，如果有尿糖，则会变成浅绿色或蓝色，多少可以反映血糖的高低，不过尿糖高，不见得血糖就高，因此尿糖检查虽然很方便，但仅能当作一项参考指标。

除了尿糖检查外，还有其他几个项目，对糖尿病的判定也显得很重要。包括：尿蛋白反应、尿酮体反应、白细胞反应、

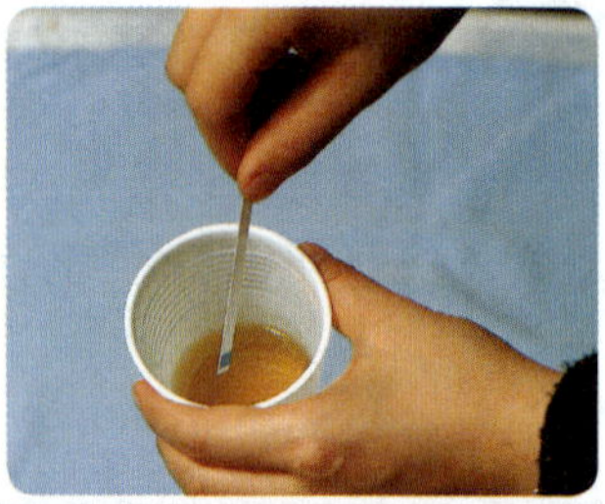

相关的报告

由于尿液会在膀胱中累积到一定量，才会想解尿，因此尿糖反应是代表过去数小时内的平均状况，并不能代表某一时间的血糖。

微量白蛋白反应等，可以看出糖尿病并发症是否出现。这些检查不见得都需要做，医师会按照病人情况做安排。

尿蛋白反应

尿蛋白反应是非常重要的指标，因为它代表糖尿病的肾脏病变已经发展到某种程度，必须密切加以注意，若患者有高血压，也必须将血压控制得更好，才能减缓肾功能衰退的速率。

尿酮体反应

尿中酮体反应呈阳性，在正常人可能是饥饿过久导致。但在糖尿病患者，特别是发生急性并发症时，若血糖很高、呼吸急促而有酸中毒的现象，尿酮体反应很可能表示一种会致命的酮酸中毒现象，必须立即送急诊室处理。

白细胞计数

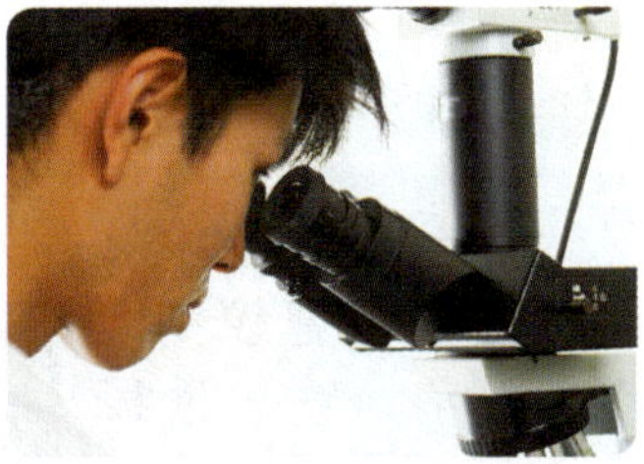

尿中白细胞计数呈现上升，表示有尿路感染的可能，最好能将尿液沉淀物用显微镜检查，尿路感染若未能及时加以处理，有可能演变成严重的感染，甚至导致败血症。

微量白蛋白反应

糖尿病肾病变之初期，尿液检查尿蛋白反应不一定会出现，如已经出现微量白蛋白，可以用特别的试纸检测出来，可以说是早期肾病变的重要指标，若肾病变持续进行，则会出现蛋白尿，尿液试纸才会呈阳性。

尿糖检查只能作为参考

有人自行检验尿糖后，发现试纸颜色不变，以为糖尿病已经痊愈，于是就停止服药与各项治疗，这是非常危险的做法，不能单凭尿糖的检验结果作为判断病情的根据，尿糖的检查只是作为病情程度与状况的参考。

并有心脏血管疾病应及早治疗

当糖尿病患者同时患有心脏血管疾病，例如：冠状动脉心脏病及脑血管病变等，倘若又发现高血脂症，更应及早治疗，以免发生更严重的并发症。

血液检查

空腹血糖

血糖的测量数据，是关键性的判断标准，通常医师会建议病人在检测前一晚，过12点以后不要再进食，早上也不要吃早餐，抽血检查时空腹时间必须有8小时以上。

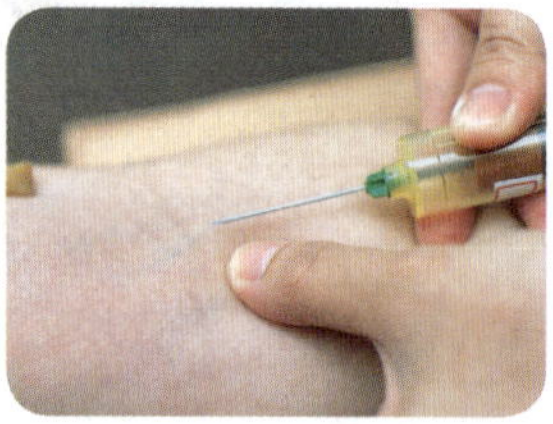

扎指尖血测血糖

如果要使用这个方法，必须先有一台携带型血糖机，好处是轻巧方便且随时了解血糖变化，自己动手可操作，特别是使用胰岛素治疗的病患，可将血糖控制得更好。

◆简易检测血糖器使用步骤

步骤1 将双手洗干净

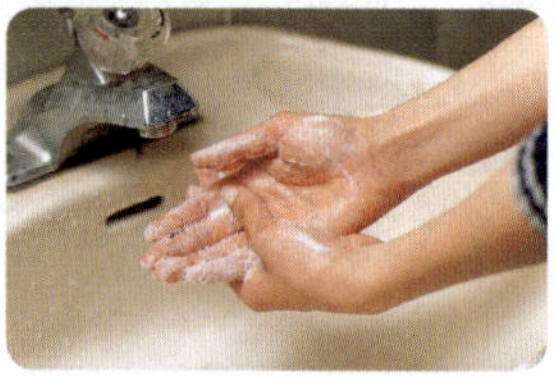

步骤2 开机使机器处于待机状态

步骤3 将采血针插入采血笔内

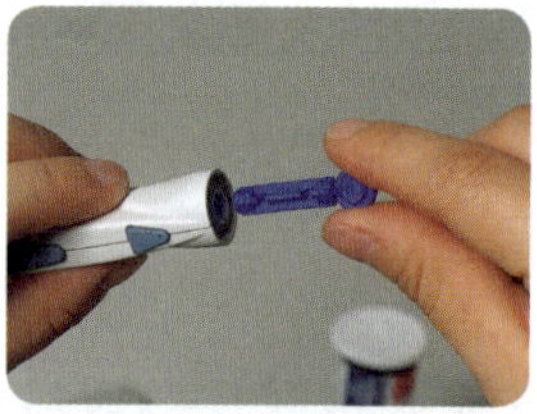

步骤4 使用采血笔轻刺手指头取血

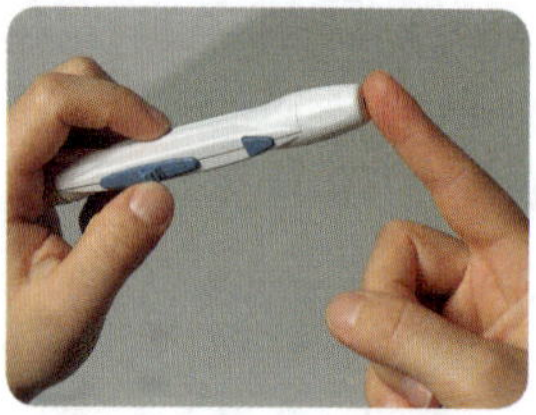

步骤5 将血液滴在试纸上，并将试纸放入机器内

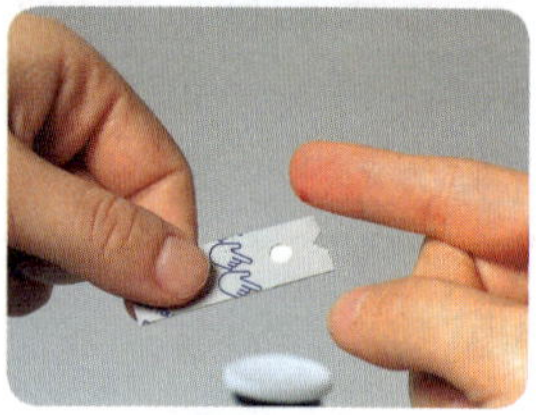

步骤6 等待约1分钟后，读取结果

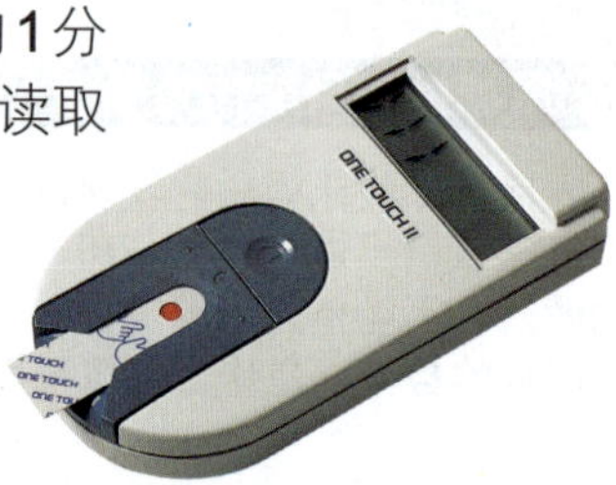

饭后2小时血糖

检测饭后2小时血糖，可反映治疗剂量是否足够。若病患饭前血糖还不错，但饭后血糖偏高，可能原因：抽血那餐吃得较甜、较油，或者药物剂量不够等。正常状况下，饭后2小时血糖会恢复正常，但对糖尿病患而言，饭后2小时的血糖仍会居高不下，因此，可以做此测验，确认是否罹患糖尿病。

葡萄糖耐受试验

这个试验主要是用来确认糖尿病，对已知或正接受治疗的糖尿病患者并不会做这项试验，目的是利用较大量的葡萄糖，检查胰岛素是否能发挥应有的效果，若超过200mg/dL，检查可确定为糖尿病。

→详见第4~5页

其他

◆糖化血色素

红细胞中的血色素有少部分与葡萄糖分子结合成为糖化血色素，正常人糖化血色素为4%~6%，糖尿病患者血中葡萄糖量增加，结合的程度也增加，反映的是近2~3个月血糖的平均状况。

◆血脂

第2型糖尿病（详见第28~29页）患者多属肥胖型，对胰岛素的反应不佳，血中三酸甘油酯偏高，低密度脂蛋白增加和高密度脂蛋白减少，也会增加胆固醇在血管的沉积，增加动脉硬化的危险。

稍微活动，平衡血糖值

为避免测量饭后2小时血糖值过高，用餐后可以稍微做些活动，譬如：散步10~20分钟，可帮助消耗热量，平衡血糖值。

糖化血色素

糖化血色素可说是血糖的长期控制指标，平时饭前及饭后血糖可能波动很大，但糖化血色素的变化则不会那么快，所以大约三四个月追踪一次即可，而糖化血色素过高，意味着长期血糖控制不佳。

医生会开的药物

治疗糖尿病的药物分成两类，一是口服降血糖药物；二是胰岛素注射治疗。

以功能来说，目前常用的口服降血糖药物大致分为四类：刺激胰岛素分泌的药物、抑制肝脏葡萄糖生成的药物、提高胰岛素敏感度的药物以及延缓消化道碳水化合物吸收的药物，医师会依照病人的情况开出合适的药物。

若口服降血糖药物的效果不佳，还可能辅以胰岛素注射治疗，关于胰岛素治疗原理与方法，本书第68~71页也有相关说明。

口服降血糖药

药物类型	作用
磺酰脲类及Meglitinide	刺激分泌胰岛素
双胍类	抑制肝脏葡萄糖生成
Thiazolidinedione	提高胰岛素之敏感度
阿尔发葡萄糖甘抑制剂	减少消化道碳水化合物之吸收

刺激胰岛素分泌的药物

这类型药物以磺酰脲类为主，还有不属于磺酰脲类的**Meglitinide**。两类药物的作用在于刺激胰岛β细胞（详见本书第24~25页）产生较多的胰岛素，达到降低血糖的效果，所以这两类药物均必须用在胰脏还能够分泌胰岛素的患者身上，如果胰岛β细胞功能完全消失，则不适用。

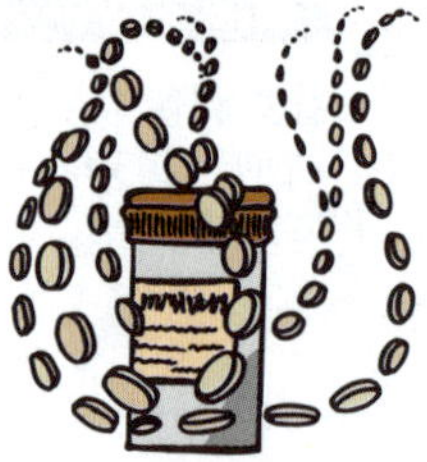

◆**磺酰脲类**

主要作用是刺激分泌胰岛素，各种磺酰脲类的药物作用都差不多，不同在于有效时间、代谢途径与副作用。有效时间短者一天服用多次，时间长者一天只服用一次，副作用有低血糖、体重增加、恶心、呕吐等，如有肾功能异常，可选择由肝脏代谢的药物，此类药物多半于饭前30分钟服用。

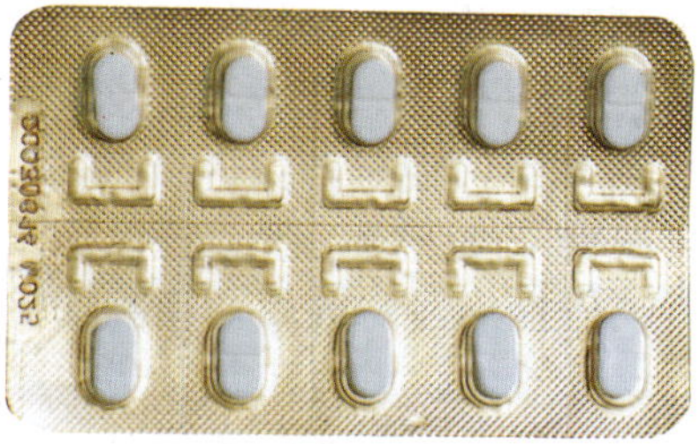

第二代磺酼尿素类药物

化学名	商品名	特点
Glibenclamide（或Glyburide）	Englucon或Daonil	药效强，作用时间最长，相对较容易产生低血糖的危险
Glipizide	Mimidiab或Glidiab	作用时间较短
Gliclizide	Diamicron	效力并非最强，发生低血糖的危险相对较低
Glimepiride	Amaryl	一天一次，具有方便性
Gliguidone	Glurenorm	主要经由肝脏胆汁排出体外，因此对肾功能不全的病人来说，安全性较其他种类高

◆磺酰脲类的药物可分为第一代及第二代，第二代药物使用得较多，第一代的药物已经不常使用了。

疑惑与解答

Q 哪些人不该使用口服降血糖药物？

A 第1型糖尿病患者，糖尿病孕妇，接受重大手术的患者，受重伤或严重感染症，对口服药有不良反应或过敏现象者，有明显的肝、肾功能障碍者，都不适合服用口服降血糖药物。

遵照医嘱使用降血糖药物

使用降血糖药物一定要遵照医师嘱咐，千万不要以为最近血糖控制得不错，就自行减少药物剂量或服用次数，也不要以为多服药物，就可以将血糖控制得比较好，服用过量可能会造成低血糖症或副作用。

◆ **非磺酰脲类的Meglitinide**

新型的降血糖药物，药效快速、可以刺激胰岛素分泌，但是药效时间较短，约只有2小时，血糖浓度下降时就失去作用，比较没有低血糖的副作用，对饭后血糖高的患者是不错的选择。一般建议患者随餐服用，服用的次数较多，对患者来说较不方便。

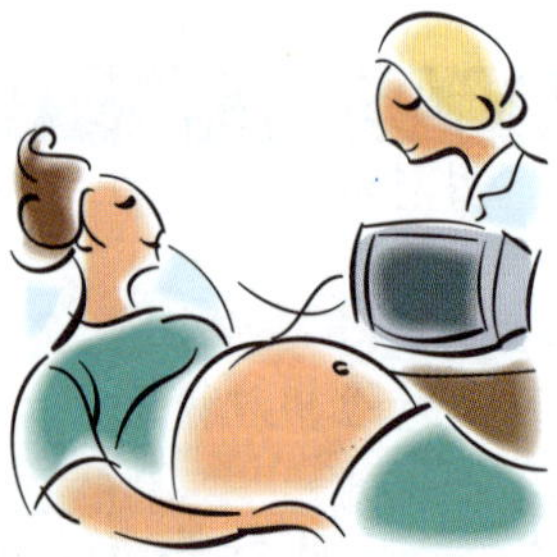

抑制肝脏葡萄糖生成的药物

双胍类药物主要作用是抑制肝脏葡萄糖的生成，也能增加周边组织对葡萄糖的利用、减少肠道吸收葡萄糖以及抑制肝脏糖分释出等。其中phenformin由于容易引起乳酸中毒，已被许多国家禁止使用，另外Meftormin产生乳酸中毒的危险性并不高，在欧洲和我国均使用多年，近几年美国也允许用来治疗第2型糖尿病。

◆ Meftormin

- **特点：**抑制肝脏葡萄糖生成，不会刺激胰岛素分泌，虽可以降低血糖，但不如磺酰脲类药物有效，因此多用于病情较轻者或与磺酰脲类药物合并使用。
- **副作用：**主要是肠胃不适，容易有厌食、恶心、呕吐、腹胀、腹泻等症状，也可能使体重减轻，对体型肥胖者可优先使用，最严重副作用是乳酸中毒，不适合心脏、肾脏、肝脏功能异常者服用，尤其肾功能障碍的患者最好不要使用。

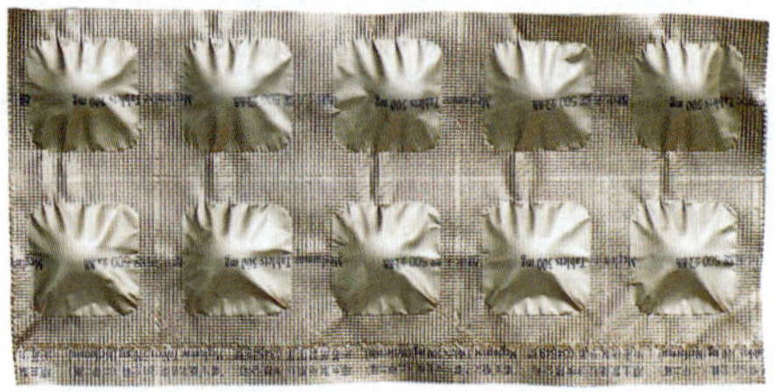

- **服用方法：**和食物一起服用，作用时间约12小时，最好一天服用2次以上，虽然引起中毒的几率不高，但是老年人使用仍需要特别注意。
- Meftormin在国内有许多不同的品牌，有每片500mg，也有每片850mg，特别注意剂量，以免造成混淆。

抑制糖类吸收的药物

正常状况下，糖类必须经过各种消化酶的分解成为单糖（葡萄糖、果糖和半乳糖）才能通过小肠黏膜而被吸收。而这类的药物可以抑制糖类的吸收，让血糖不至于升高，以Acarbose为例说明如下：

◆Acarbose

- **特点：**为一种双糖分解抑制剂，当这种酵素受到抑制之后，糖类的分解便只能到双糖，而不能再分解到单糖，因此无法经由小肠黏膜吸收，作用在于延缓消化道中碳水化合物的消化和吸收，避免饭后血糖升高。
- **副作用：** Acarbose虽可以抑制糖类吸收，但容易有消化不良的症状，例如：腹胀、放屁或偶尔轻微腹泻等肠胃道症状，绝大部分的药物不会被吸收至体内，但有肠胃阻塞或吸收不良者不宜服用。

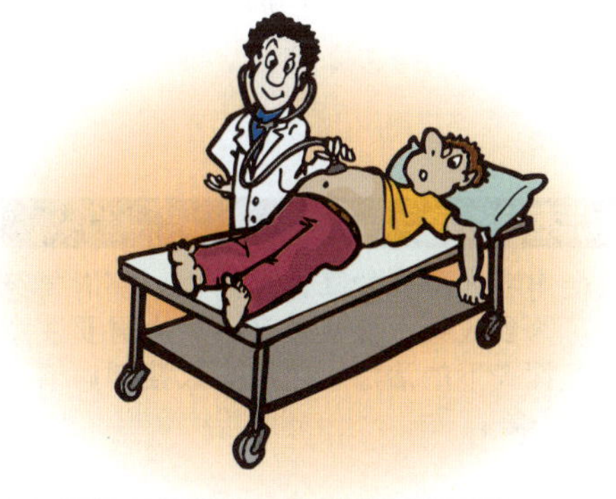

- 对只有饭后血糖升高的病患来说是适合的药物。

改善组织对胰岛素的阻抗性

由于第2型糖尿病并非胰岛素分泌不够，而是组织对胰岛素的反应不佳，具有胰岛素阻抗性。这类药物的作用在于改善胰岛素阻抗，又称为胰岛素增敏剂。Troglitazone是最早上市者，但因引起肝脏毒性而下市，Rosiglitazone（Avandia）及Pioglitazone（Actos）是国内可处方的药物。

◆Rosiglitazone

- **特点：**新一代的降血糖药物。作用在于提高胰岛素之敏感度，促进肌肉和脂肪组织对胰岛素之敏感度。
- **副作用：**增加血浆容积可能降低血红素、血球容积、嗜中性白细胞等，或肝功能异常、水肿或心脏衰竭。
- 必须定期追踪肝脂功能指数，对第三、四级心脏衰竭患者不要使用。

胰岛素治疗

必须使用胰岛素治疗者

◆第1型糖尿病患者

由于第1型糖尿病（详见本书第26~27页）患者的胰脏几乎不能制造胰岛素，因此患者必须使用注射胰岛素的方式治疗。

◆孕妇

不论是怀孕期间发现糖尿病（称妊娠型糖尿病）（详见本书第27~28页），或是原本有糖尿病的妇女怀孕，都必须使用胰岛素治疗，理由有二：第一，孕妇的血糖必须控制良好，胎儿才不易出现并发症；第二，许多口服降血糖药物可能对胎儿造成不良影响，因此不能使用传统的磺酰脲类与双胍类药物。

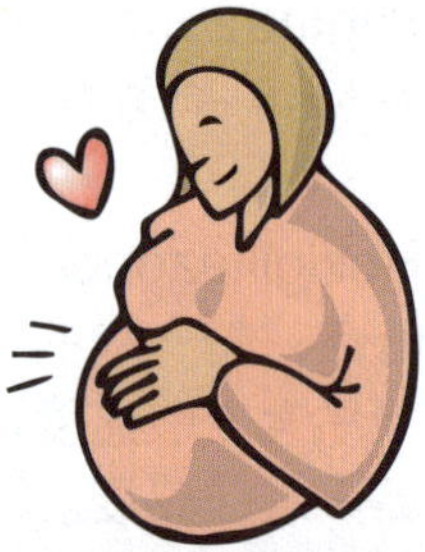

◆肝脏或肾脏功能有问题者

很多药物都要经过肝脏或肾脏代谢排出体外，因此当肝、肾功能出现严重障碍时，口服降血糖药物无法正常代谢排出，累积在体内可能导致低血糖，所以要改用胰岛素治疗。

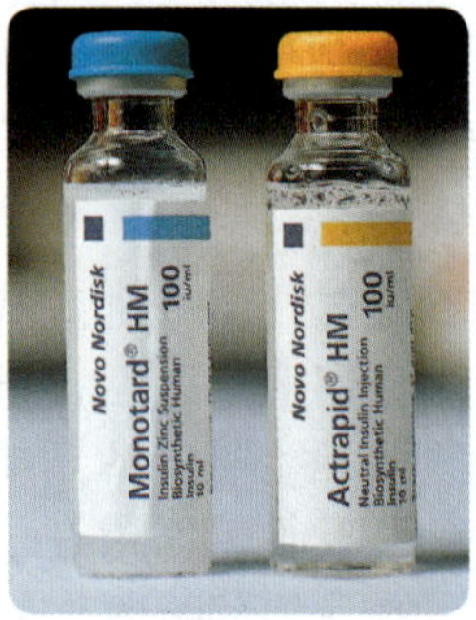

◆手术前后的患者

身体有各种突发状况时，血糖也可能忽然上升，这时口服降血糖药物通常无法应付所需，特别像大手术前后常须禁食一段时间，也不能使用口服降血糖药物，需改用胰岛素治疗。

疑惑与解答

Q 长期服用降血糖药物会不会失效呢？

A 答案是因人而异。有人服用降血糖药，就能把病情控制得很好，但也有人服用数年之后，发现口服药效果愈来愈差，这时可考虑改用胰岛素治疗。

治疗不能心急

不论使用哪一种类的降血糖药物，都需要经过一段时间方可达到效果，而且患者平时也需要注意饮食与运动，多管齐下的治疗，才能有效控制病情，治疗糖尿病不能心急。

◆**因疾病需尽快控制血糖者**

有的疾病或感染，也可能导致血糖突然上升，如果口服降血糖药物无效，就必须施以胰岛素治疗。

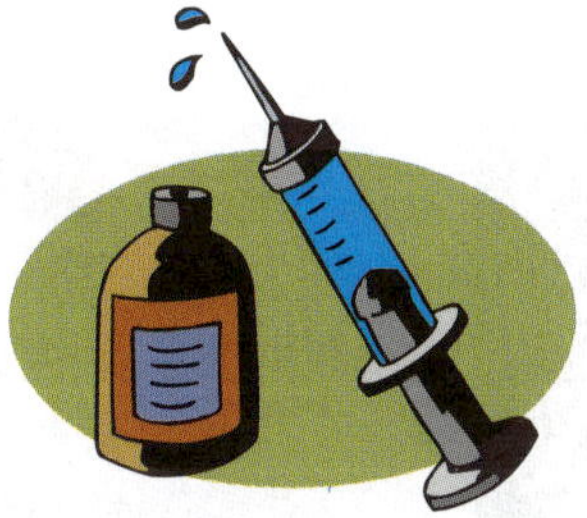

◆**使用口服降血糖药物无效者**

原本使用口服降血糖药物的第2型糖尿病患者，在经过数年的治疗后，可能因为胰岛细胞功能退化，无法产生足够的胰岛素，必须给予外来增援，如注射胰岛素或以合并口服药物与胰岛素一起治疗，既能加强血糖的控制，也可以减低因口服药物剂量增到最大所引起的副作用。

胰岛素疗效

依照胰岛素作用时间长短，可分为短效、中效及长效，另外还有一种速效胰岛素，目前尚未普遍使用。最常被使用的是短效和中效胰岛素，也可依医师处方的剂量两种混合使用。此外，也有依固定比例混合好的预混型胰岛素（例如：70/30，NPH：70%，RI：30%），可以减少分别抽两瓶胰岛素的不便。

注射方式

◆**第1型糖尿病**

一定需要注射胰岛素。传统上注射2次，早餐饭前和晚餐饭前，混合中短效胰岛素一起注射。为了能更好地控制，有人改成多次注射（三餐饭前加上睡前）、最新的皮下连续胰岛素灌注更可以达到良好控制，但需多次自我检测血糖，且耗材颇贵，所以比较少人使用。

低血糖症状

胰岛素注射过量时，低血糖会出现的症状可能有：面色苍白、嘴巴或肢体末端有麻刺的感觉、出冷汗、饥饿、头痛、腹部疼痛、视力模糊、虚弱或头昏、心跳加速、烦躁或情绪不佳等等。

配带标示病情及连络人电话

如果年纪较轻的第1型糖尿病患者仍在就学，家长及医师应该让老师及同学了解第1型糖尿病的相关事宜，为万一患者在学校发生低血糖休克，老师或同学才能及时帮助他。患者身上最好还能配带着标示病情及联络人电话等信息。

◆第2型糖尿病

至少有2种方法，例如继续服用口服降血糖药物，并在睡前加上一天一次注射中效或长效型胰岛素；或是停止口服降血糖药物，全部以胰岛素来控制，注射方法和第1型糖尿病一样。

胰岛素治疗须知

自行注射胰岛素，以皮下注射为主，但在医院治疗有时会以静脉注射或加入点滴中给予。皮下注射的部位有：上臂、腹部、大腿外侧、臀部等，吸收速度以腹部最快、手臂次之、大腿及臀部最慢，做运动或按摩、高温会促进吸收。

一般的注射器是抛弃式针筒，还有笔形注射器、喷枪和皮下连续胰岛素灌注等方式，目前已有吸入型胰岛素，让病人接受度更高。

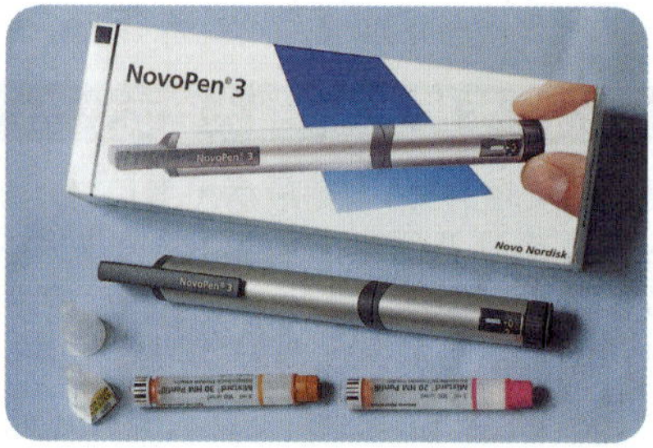

以针筒注射胰岛素步骤图

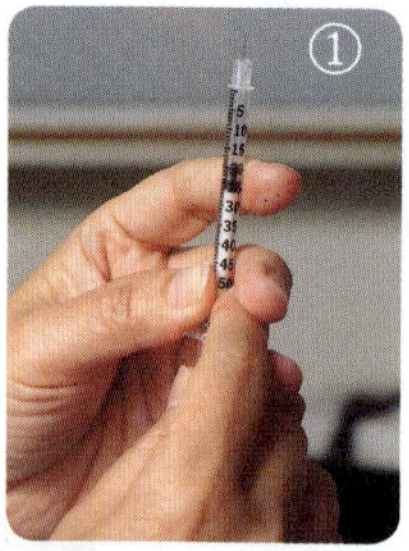

步骤1 将注射筒拉至欲抽取注射的单位

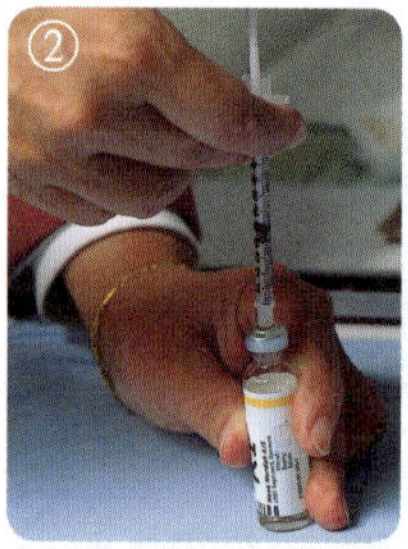

步骤2 用棉球擦拭胰岛素瓶盖口后，将针筒插入瓶中

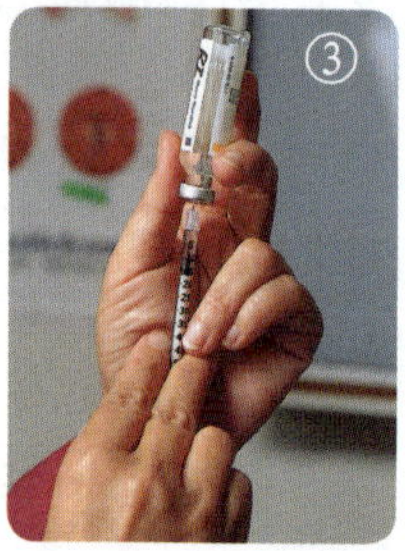

步骤3 将胰岛素瓶倒过来，抽取适量的胰岛素

避免与注意

不要持续在同一固定位置注射胰岛素，可能会造成脂肪萎缩或增生，使注射部位凹陷或凸出。但不要经常变动腹部或大腿的注射部位，因为会造成胰岛素的吸收速率不同。

步骤4 轻弹注射器，排除注射器内气泡

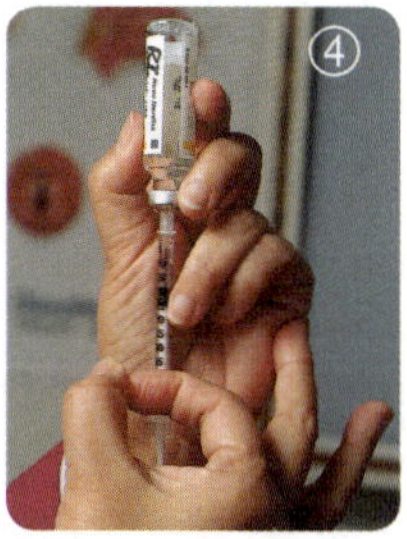

步骤5 用酒精棉花擦拭注射部位

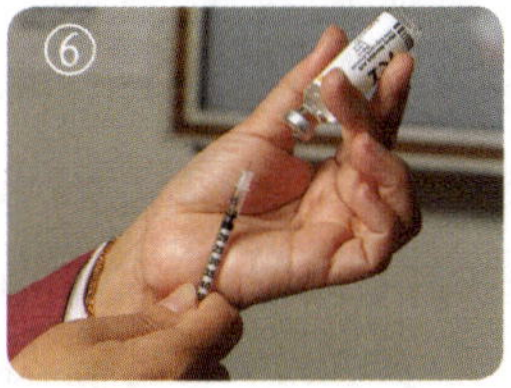

步骤6 拔出针头准备开始注射

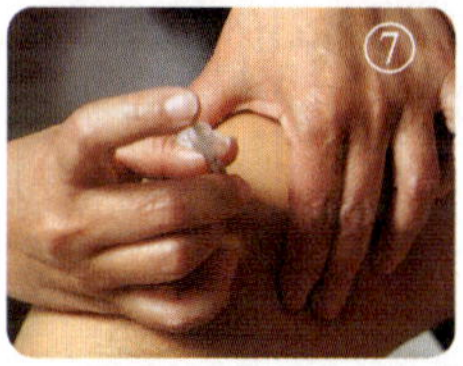

步骤7 插入注射部位

步骤8 完成注射，并将针头集中作医疗废弃物处理

胰岛素治疗的组合方式

胰岛素治疗的理想模式，就是模拟正常生理状况下的胰岛素分泌，施打合适的分量，因此可能有多种的组合方式，例如：

◆组合一

三餐饭前给短效胰岛素，睡前给中效胰岛素。

◆组合二

将一天所需的胰岛素量，以混合短、中型胰岛素的方法，分成早、晚两次。

◆组合三

使用长效胰岛素作为身体基础需要量，再注射每餐所需用短效或速效胰岛素。

◆组合四

有经验的患者，还可以在吃点心前，依自己所吃的量施打适量的速效胰岛素，维持血糖的稳定。

胰岛素种类

以往使用由猪或牛所提炼出来的胰岛素，因为杂质含量多，长期注射可能会产生副作用，譬如：注射部位容易发生瘙痒、红肿或出现硬块，如今多改用人类胰岛素序列的胰岛素，就比较少发生这类问题。

现在也有超短效或长效型的类胰岛素，似乎也少有动物胰岛素的副作用。

疑惑与解答

Q 何谓胰岛素泵（Insulin pump）治疗?

A 胰岛素泵约名片盒大小，它可以不停地将微量的短效胰岛素，经由特殊的注射系统（固定线管）注入皮下，借以模拟真实生理分泌的情形，将血糖控制得更精准，目前多半以第1型糖尿病患者使用为主，并非十分普遍。

并发症的检查

有关糖尿病的各类并发症，之前已有详尽的介绍，糖尿病并发症可分为急性与慢性两类，急性者需要马上进行救治，否则会危及生命；慢性者可能在患病后数年到数十年发作，很难预知发作的时间与病症，因此事前的观察与预防就需要格外注意。

并发症的检查对糖尿病整体的诊断与治疗是不可或缺的，这里针对慢性并发症可能会有的检查做介绍，从慢性并发症的种类看来，大致可分成神经病变检查、眼睛病变、心脏血管病变三大类检查，有时也需要做感染症的检查，以免有发炎或受感染的情况，为了防治并发症，最好能定期接受各项检查。

糖尿病并发症类型

神经病变	**感觉神经病变：**手脚末梢麻木感、行动迟钝（自主神经系统）
	自律神经病变：膀胱、肠胃不舒服病变造成排尿困难、眼睛病变会有视觉障碍
心脏血管病变	**动脉硬化：**栓塞型脑中风、狭心症、心肌梗塞、肢体大血管病变
	微血管病变：视网膜病变、肾丝球动脉病变造成肾脏疾病
感染症	**在皮肤，**可能会有皮肤炎、皮肤疔疮
	在呼吸道，肺结核的比率较高
	在尿道，可能会有膀胱炎、尿道炎、肾盂炎，特别是女性

末梢神经病变检查

评估糖尿病末梢神经病变的方法，包括：症状的评估、临床神经学理学检查、神经电生理学测试三方面。

症状的评估

经由问诊中，医师会针对病患的感觉、运动及神经症状询问，病人有时因为不自觉或不好意思而隐瞒一些症状，这对治疗来说是不利的，因为医生根据患者经常会有的症状描述，通常来判定是哪些神经出了问题。

糖尿病末梢神经病变症状表

系统	常见症状描述
感觉系统	
负面症状	麻木、无痛觉的溃疡，像戴手套
正面症状	灼热感、刺痛、触电感、撕裂痛、紧、对轻触异常敏感
局部症状	与神经分布有关
运动系统	
远端无力	细微动作困难，像转钥匙、开瓶盖，脚步拖拖拉拉
近端无力	爬楼梯困难，坐椅子站不起来，容易跌倒，手臂举不高
局部无力	与神经分布有关
自主系统	
汗腺	无汗或过度出汗，有时皮肤干燥
心血管	晕厥，与姿势有关的低血压，咳嗽性昏厥
瞳孔	昏暗中视线不良、对强光缺乏忍受力
性能力	举起困难，射精不能，缺乏性高潮
膀胱	尿急或尿失禁、排尿迟滞
肠管	呕吐、腹泻或便秘

临床神经学检查

◆感觉系统

对不同的感觉形态测试，找出受损部位，最常发生的是四肢末端感觉异常。

a.震动觉：用音叉震动施于表浅骨头上的震动感觉，与脸上的颧骨做比较。

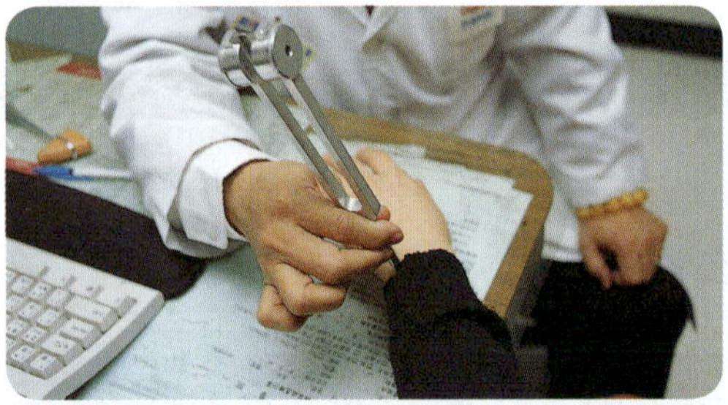

b.轻触觉：利用特别的尼龙线头轻触皮肤，比较出感觉较迟钝的范围。

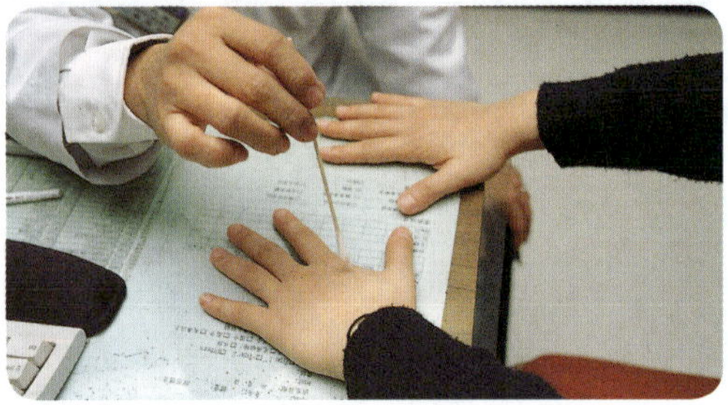

c.刺痛觉：利用牙签轻刺皮肤，比较出感觉较迟钝的范围。

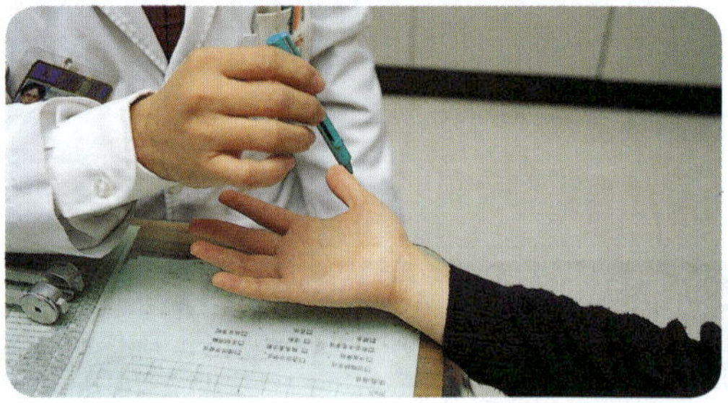

◆神经反射

以“反应槌”轻敲肌腱，观察反射情形。正常时，会引起被敲的肌肉收缩。糖尿病末梢神经病变时，反射会减低，甚至消失。

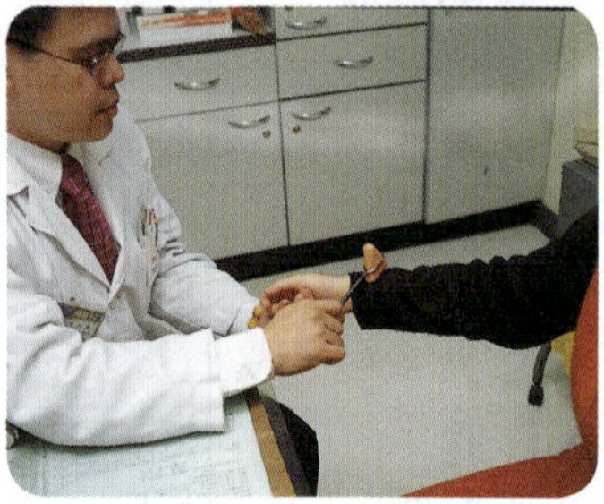

◆自主神经系统

一般无特殊检查，多半以询问相关症状作为参考，如腹泻、性功能受损等，也可以测试改变姿势时的心跳血压值变化，来确定有无自主神经病变。

神经电生理学测试

使用的仪器为神经电位传导仪。为有电刺激及接收扩大的设备，测试体神经包括感觉与运动神经。交感神经的测试，使用临床方式，以心跳、血压变化做评估。过程**20~30**分钟，检查范围包括手和脚的感觉神经及运动神经。

◆运动神经

以轻度不致伤害身体的电击刺激数个固定的点，并在相对应神经控制的肌肉上，接收肌肉受神经促动的电位变化及运动神经传导的速度。

◆感觉神经

比照使用在刺激运动神经更轻度的电击，刺激数个固定点，并在相对应神经的另一端接收电位变化及感觉神经传导的速度。

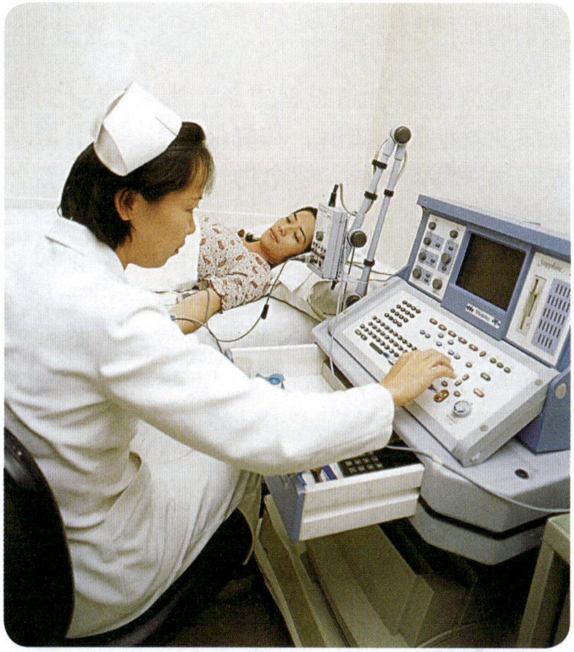

◆神经传导测试

多发性神经病变

一般常见的糖尿病神经病变为多发性神经病变，也就是运动及感觉神经同时都受损伤，早期有时只有下肢神经受损较明显。受损的情况可以表现在神经传导变慢、反应的振幅下降，或两者并存。严重时甚至整个反应消失，不复存在。

神经生理学检查的作用

做神经生理学检查的作用包括：证实临床臆断、归纳糖尿病末梢神经病变的特点、监测疾病病程、早期发现有无症状病例。

眼睛病变检查

糖尿病患者到眼科求诊，特别是针对糖尿病并发症做检查时，和其他患者一样，除了先经过医师问诊外，还会做一般性眼科检查，包括：测量视力、眼压、视野、眼位、眼球运动、瞳孔反应、细隙灯检查角膜及眼球前段、散瞳后做眼底镜检查等。若有需要会进一步安排辅助性检查，如眼科超音波检查、眼底摄影、眼底荧光血管摄影等。

一般性眼科检查

◆视力检查(包括矫正后视力)

因为视力反映着视神经视网膜的功能，随着病情的进行，视力可能会恶化，即使患者没有视网膜病变，也应每次检查都记录视力值。

◆眼位及眼球运动

了解糖尿病是否影响到眼球肌肉的神经，是否造成眼睛复视。

◆瞳孔反应

正常的瞳孔遇到光线照射会收缩，可由比较两眼瞳孔的反应，判断可能的病症，这也是基本的神经学检查。

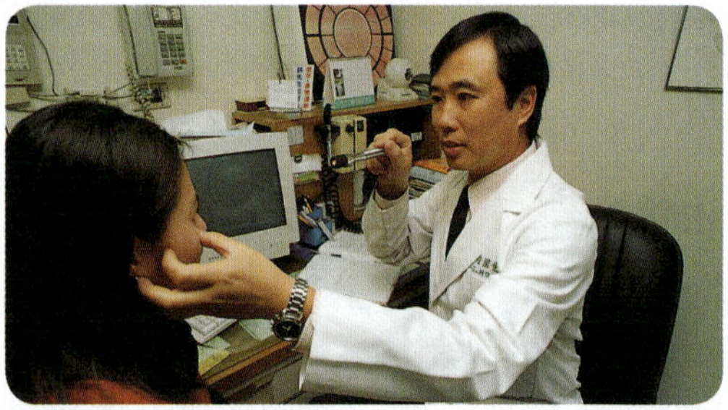

◆眼压

眼球内会生成房水维持眼睛压力，若房水生成过多或排出受到阻碍，造成眼压上升，久

点散瞳剂的注意事项

由于某些检查会花费较多时间，例如：散瞳需半小时到1小时，待瞳孔放大后，才能进行眼底检查，因此要提早一些时间到门诊。此外，点散瞳剂会有短暂的眼睛疼痛，瞳孔放大后会有畏光、流泪、视力模糊等现象，6~8小时就会恢复正常，所以看诊当日最好不要自行开车。最好有人陪同以免不便。

疑惑与解答

Q 只要血糖控制稳定，就不会有眼睛并发症？

A 很难说。据统计，糖尿病患者比同年龄层的非糖尿病患者，失明机会高25倍！糖尿病史达20年的患者，几乎所有第1型患者及大于60%的第2型患者，会发生视网膜病变。而得到青光眼、白内障及视神经病变的几率也较高。所以定期追踪检查非常重要。

之会压迫视神经，即所谓的青光眼。糖尿病患者得到青光眼的机会为正常人的2倍，患病时间愈久及年纪愈大，危险性亦增加。

◆细隙灯检查

可检查眼睑、结膜、角膜、前房、虹彩、水晶体及前玻璃体。若再加上使用特殊的透镜，亦可检查到视神经及视网膜。

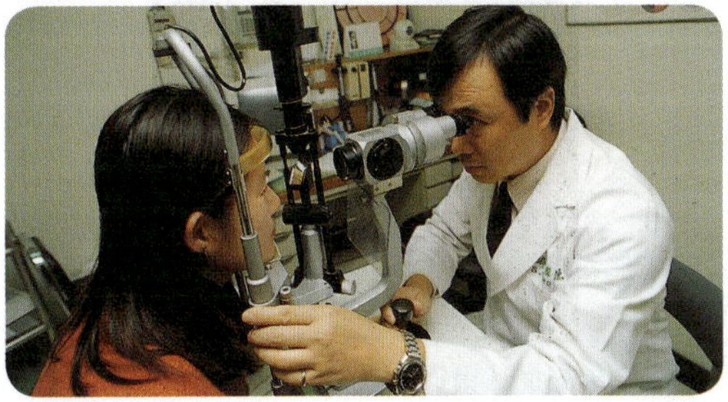

◆隅角镜

合并细隙灯使用，可检查前房隅角是否有新生血管。

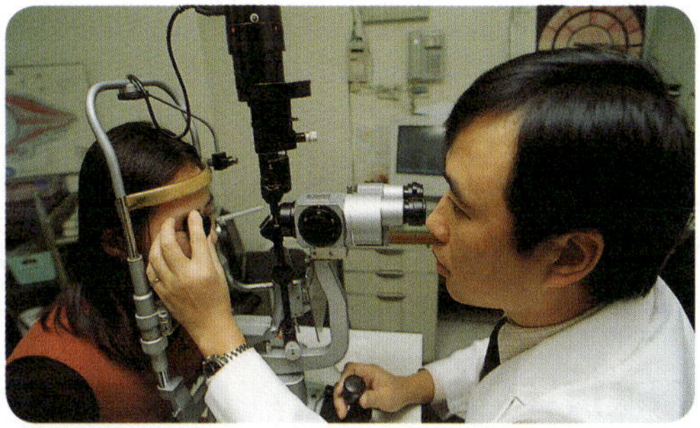

◆眼底镜检查

●直接眼底镜

此项检查不需要散瞳。在未散瞳的情形下，可以直接检查视神经及后极部的视网膜黄斑部及附近血管。

●间接眼底镜

散瞳后所做的检查，可以看到整个视网膜，这是检查视网膜病变最重要的方法。因为在未散瞳的情况下，只有约50%的视网膜病变能被正确地发现及分期。

激光治疗后仍可能恶化

就算做过激光治疗后，并不表示视网膜病变不会再继续恶化，尤其对增殖性型糖尿病视网膜病变患者而言，激光治疗后，约可降低50%失明的几率，但仍可能恶化，有时需要再激光或手术。

相关的数据

美国眼科医学会建议的检查时间表

糖尿病发生年龄	检查时机
0到29岁	发病后第五年
超过30岁	确定糖尿病诊断时
怀孕前	打算怀孕前
怀孕中	怀孕前三个月

辅助检查

◆眼科超音波

当眼球有严重角膜混浊、白内障或玻璃体出血，无法使用眼底镜时，或可使用超音波检查玻璃体及视网膜。

◆眼底摄影

眼底照相机具有特殊的照相装置，可以直接看见眼底的血管与视网膜，对所见到的情况拍照。可作为视网膜病变的纪录，日后病变若有恶化，可以追踪比较。

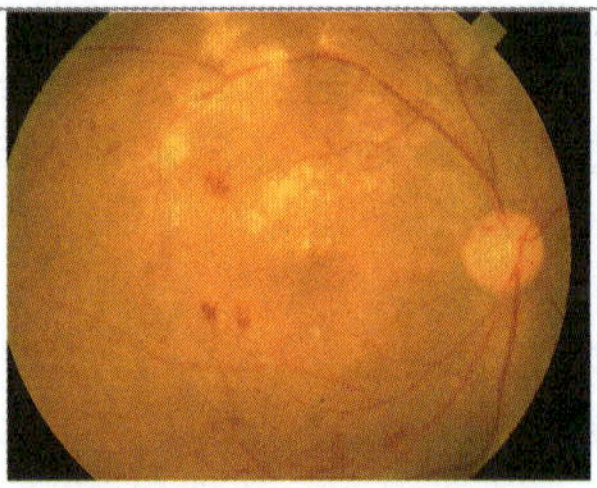

◆眼底摄影：非增殖性糖尿病视网膜病变，图中可见到血管渗出物、视网膜出血及黄斑部水肿。

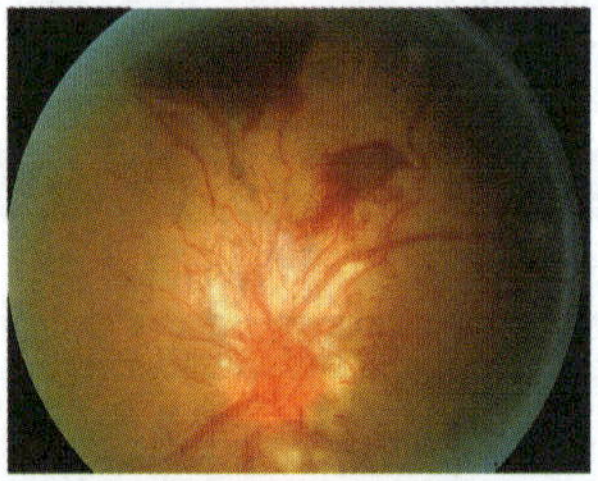

◆眼底摄影：增殖性糖尿病视网膜病变。图中可清楚见到新生血管及出血。

◆眼底荧光血管摄影

散大瞳孔后，由前臂静脉打入荧光染剂，借由血液循环到达视网膜血管，利用特殊滤光镜及照相机，拍摄一系列视网膜血管的影像，来帮助诊断视网膜病变。

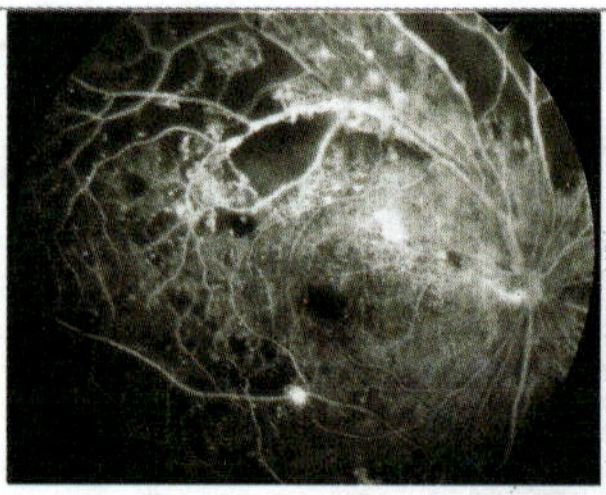

◆眼底荧光血管摄影，图中患者已患有糖尿病视网膜病变。

心脏血管检查

心电图检查

心肌梗塞与狭心症也是糖尿病常见的并发症，而且攸关生命存活，给生活带来很大的麻烦，因此为了筛检此疾病，会做心电图检查，由心脏搏动时产生电流的变化图形，来判断有无此类疾病。

照会心脏科医师

若有胸闷、胸痛、喘不过气的现象，则须请心脏科医师看诊，并做进一步检查，如心脏超音波、心导管摄影或运动心电图等等。

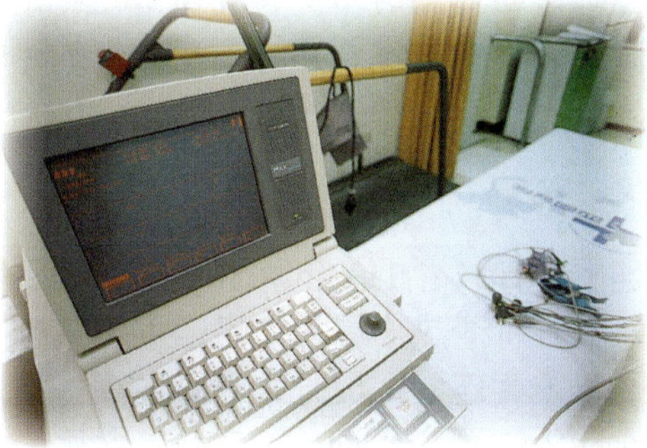

感染症检查

尿蛋白检查

若有糖尿病肾脏病变，通常尿液中会混有蛋白质，因此会安排尿蛋白检查，不过检验出尿蛋白不代表一定是肾脏病变，也可能是膀胱发炎、泌尿系统感染症，需要进行尿液沉淀检查或显微镜检查分析成分，看有无白细胞计数增加，以检测泌尿道感染的情况。现更有微量白蛋白的检测，可以早期诊断。

X光检查

由于罹患糖尿病会使抵抗力变差，患者还容易发生感染症，特别是肺结核，如果糖尿病患者不幸得到此类疾病，会比普通人花费更多精神与时间去治疗，如果怀疑有呼吸道感染，可能须做胸部X光检查。

相关的数据

糖尿病患者罹患心肌梗塞的比率是非糖尿病者的3～4倍，原因在于心血管粥状动脉硬化，因此糖尿病患者比较容易罹患心肌梗塞。

相关的研究

如果发生糖尿病肾脏病变，造成肾脏功能退化，就应该避免经由肾脏代谢的口服降血糖药物，因大部分的降血糖药多经由肾脏排出体外，若在体内累积而无法排泄，会引起低血糖或乳酸中毒症。

吃中药有效吗?

中医的正确辨证论治，对症下药，辅助治疗糖尿病确实有其功效。第二部分曾提到糖尿病在中医的分类（详见本书第40~41页），不同证型的糖尿病，症状不同，使用的药方也不同，譬如：消渴方、白虎汤、左归饮、八味丸等等，都是早期常见治疗糖尿病的药方，以白虎汤来说，根据日本汉方研究，确实具有降低血糖的作用。

虽然中药有其疗效，但是需配合运用现代医学的仪器与疾病分类方法，找出疾病原因，才不致延误病情。如果已经由专科西医详细检查，排除严重可能致命或失能问题后，在病情稳定时，配合中药辅助治疗，就临床来说，有些中医治疗确实比西药处方效果更佳。但仍然需要持续定期血糖的监控，才能达成最佳的医疗效果。

哪些中药最有用?

中医将糖尿病大致分成三类：上消、中消、下消，因为症状、病因不同，使用的药方也不同，如果想配合使用的话，须由合格的中医师详细诊断，同时本身也要做好定期的血糖检测控制，以确保没有并发病变发生的可能。

单方

- 黄连粉末5g，加猪肚片30g，三日服用一次，本方有清热止渴之作用，主要黄连含有小檗碱（黄连素）成分，有降血糖作用。
- 黄连粉2g，天花粉3g，二药混合后，早晚各服2.5g，可以养阴清热止渴。

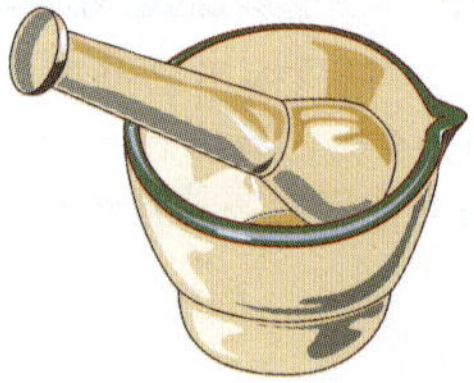

上消（多饮为主）

消渴方：黄连末、天花粉末、莲藕粉、生地黄粉、地骨皮各1g，混合后，早晚各服2.5g，可治消渴。

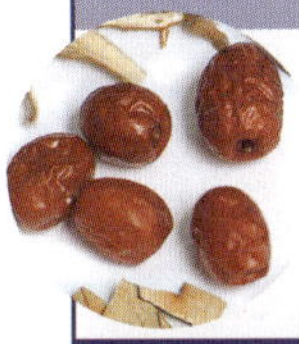
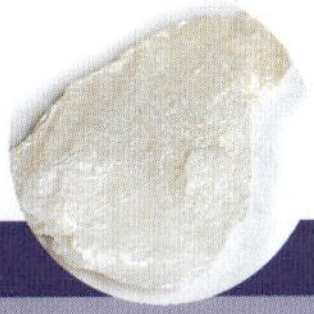
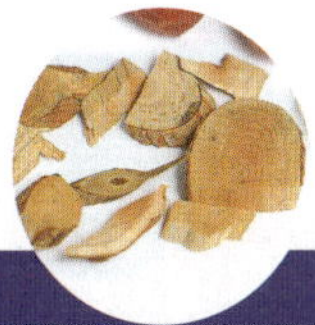
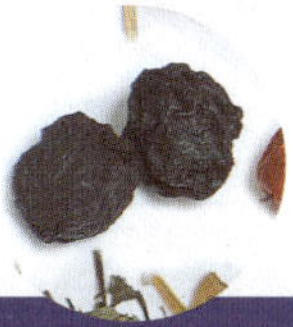
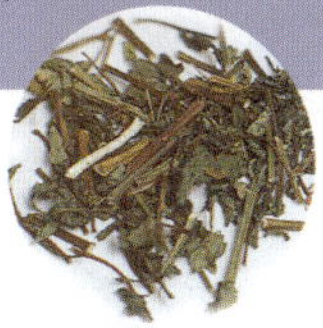

中消（多食为主）

胃火消中

白虎汤：知母10g、煅石膏15g、炙甘草10g、粳米10g，水煎温服，分早晚服。

脾胃气虚

白术散：白术、川芎各2g、蜀椒0.5g、牡蛎0.5g混合，早晚各温服2.5g。

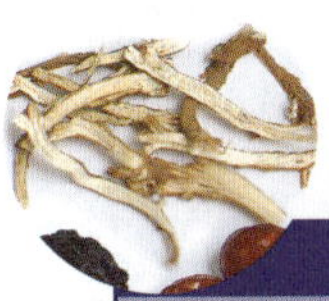
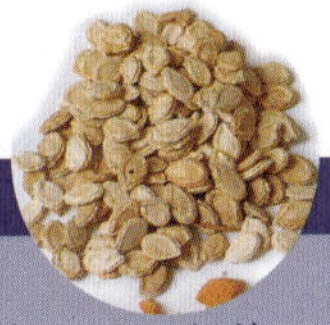
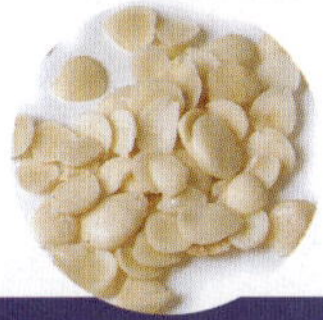
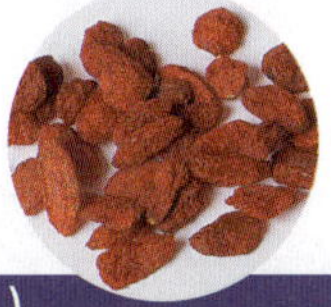
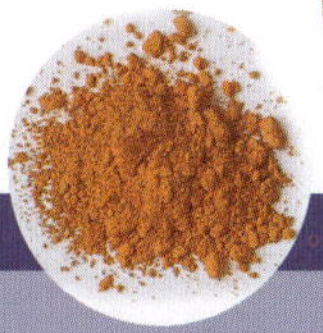
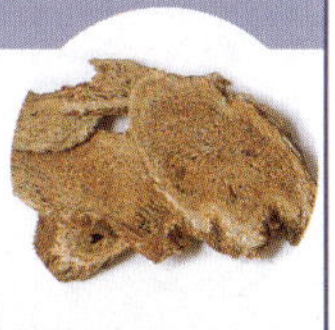

下消（多尿为主）

肾虚火亢

左归饮：熟地黄二钱、山药、枸杞子各二钱、山茱萸二钱、茯苓一钱五分、炙甘草一钱，每日水煎温服一次。

阴虚及阳

八味丸：即肾气丸，又名八味地黄丸、金匮肾气丸。乾地黄2g，山药、山茱萸各1.5g，泽泻、茯苓、牡丹皮各1g，桂枝（近多用肉桂）、炮附子各0.5g。上药混合均匀。一日二次，温开水或淡盐汤送服。

Part 5

糖尿病的日常保健与预防

糖尿病不能吃甜食吗?

常有人以为糖尿病是完全不能吃甜食，其实糖尿病并非一点甜食都不能碰，重点在于吃什么和吃多少。还有人以为糖尿病的饮食指导就是告诉你这个不能吃，那个不能吃，所以连营养师的面谈都懒得去。

其实糖尿病的饮食治疗最重要的在于改变患者的饮食习惯，同时认识各类食物的营养成分，以适量而均衡的饮食维持人体功能正常，并维持血糖的稳定。

所以糖尿病饮食治疗绝非“不吃甜食”的问题，也并非什么都不能吃，相反的，糖尿病患者什么都可以吃，只是“量”的问题，只要食物搭配得宜，也是可以吃糖的。

糖尿病患者该有的饮食原则

早餐一定要吃，中午吃饱即可，晚餐吃得少

有的人因为睡得晚或不饿，经常不吃早餐，于是到了中餐或晚餐，才胃口大开拼命吃，这样的做法容易造成肥胖，而肥胖会提高糖尿病发病的几率，也容易罹患并发症。

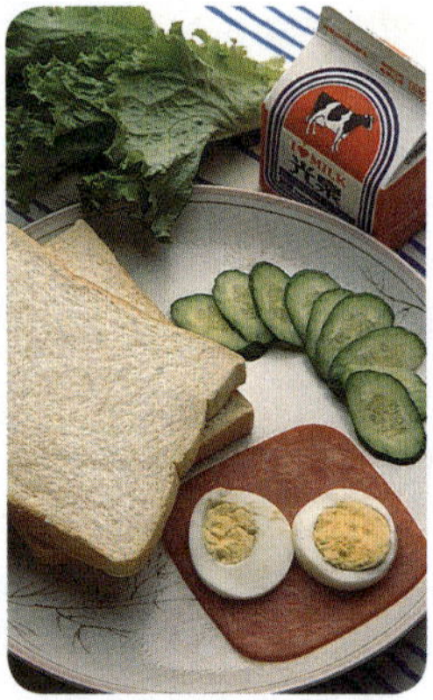

疑惑与解答

Q 糖尿病患者能不能吃蜂蜜蛋糕?

A 可以，只是要记得的是，倘若吃了一份蛋糕，便不能再吃一碗面或外加一份冰淇淋，以免摄取过多的热量。在后面糖尿病的饮食部分，会有比较清楚的介绍与原因说明。

严格遵守用餐的时间

有人因为工作的关系或者生活习惯不佳，经常三餐不定时，有时过饥、有时却过饱，不规则的饮食时间会使血糖起伏，如果血糖经常不稳定，也可能使糖尿病相关的并发症不稳定。

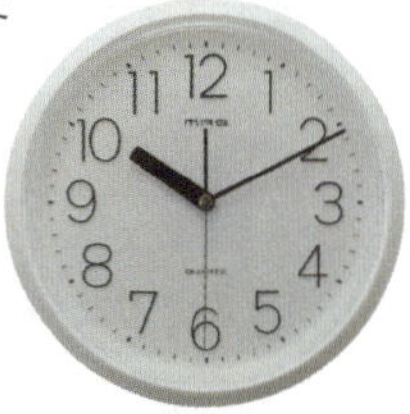

口味清淡

这是个困难的生活规范，理论上，糖尿病患者每日钠的摄取应不可超过5g，因为口味太重，容易在不知不觉中造成饮食过量，也不易控制糖尿病的病情。

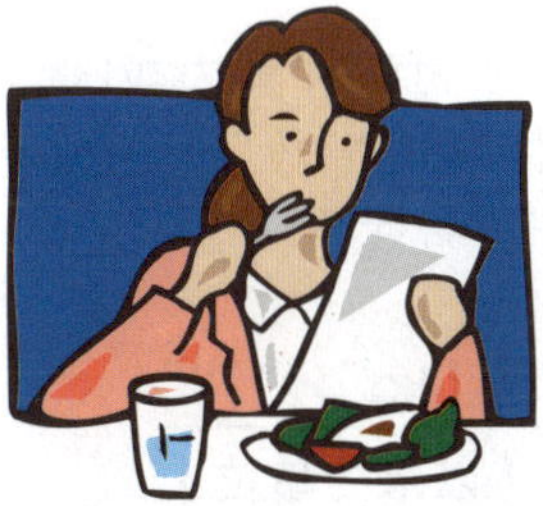

避免高脂肪食品

经常食用脂肪含量高的食品，可能会造成肥胖，不利于血糖控制。

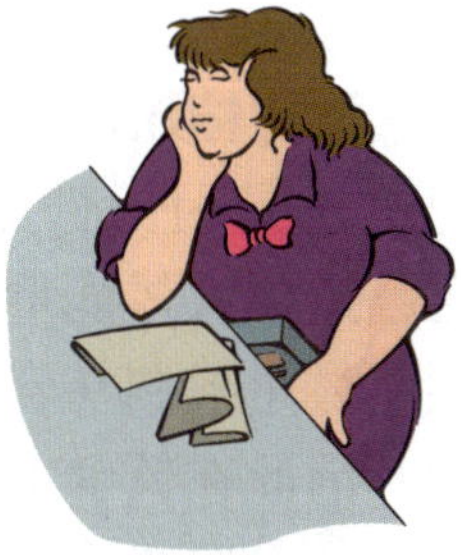

细嚼慢咽

用餐时最好能细嚼慢咽，慢慢吃除了可以保护胃肠外，还可以知道自己吃了什么食物，不会饮食过量，有助于糖尿病的控制。

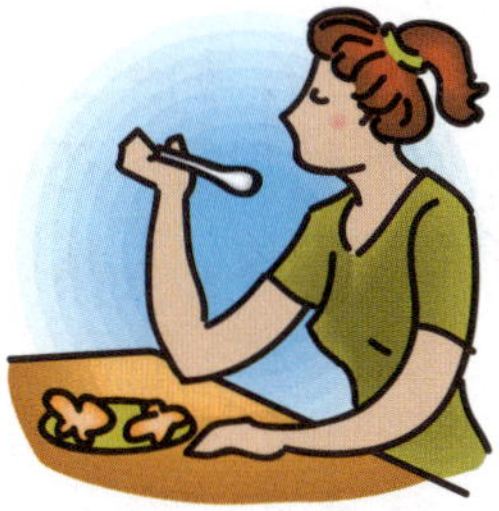

医师的叮咛

常有医师问患者："平常有没有控制饮食？"病人的回答是："有哦！我一点甜都不敢吃。"但再仔细一问，会发现患者每餐吃两碗饭或是饭虽不敢吃多，都吃面和番薯，虽然没有吃糖，但是热量已经摄取过高，这一类似是而非的观念，经常出现在患者当中。

可身体力行

"代糖"在糖类的地位中逐渐提高，原因在于这个人工甜味剂，可以让人享受甜味，却不会增加热量，对糖尿病患者是一大福音，可解嘴馋，又不会使血糖增高。反过来说，当低血糖发生时，也无法使用代糖提高血糖，因代糖无法提供所需的糖分。

糖尿病治疗从控制体重做起

治疗糖尿病，第一步就是从控制体重做起，这是因为糖尿病患者的胰岛素作用不足，造成人体能量的代谢出现问题，所以必须将体重控制在合理的范围内，改善代谢问题，因此在饮食上特别限制热量的摄取，如果突然发胖或变瘦，可能病情就不妙了。此外，肥胖者也是糖尿病的高危险群，如果肥胖加上有原本就是糖尿病的体质，则容易引发糖尿病，如果是肥胖者已经患糖尿病，不但使病情加重，还可能引起并发症，所以改善肥胖现象，可减轻病情的二度伤害。

达到理想体重的方法

以理想体重为目标

过去一般理想体重计算方法：

男性（身高（厘米）－80）×0.7

女性（身高（厘米）－70）×0.6

上述公式简单好记，不过现在国内或国际上较常被使用的是“身体质量指数”（Body Mass Index，BMI），计算方式是：

$$\text{BMI} = \frac{\text{体重（kg）}}{\text{（身高）}^2\text{（以米为单位）}}$$

相关的报告

并非所有的糖尿病患者都适合减肥，必须先要符合几点条件：1.无并发症发生。2.体重未超过理想体重20kg以上，并且饭后2小时血糖值在200mg/dL之下。基本上一定在医生及营养师协助监督下，进行减肥计划。

计算一天所需要的热量

以个人理想体重为基础，来估算一天所需的热量，当然必须对照个人年龄、体型及工作消耗量，再以每千克理想体重所需热量计算出每日所需热量。

◆案例

陈先生身高170cm，体重82kg，担任某贸易公司会计主任，由BMI=22，可算出他的理想体重约64kg。体重属肥胖型，加上工作为静态、活动量不多，他也有意要减轻体重，每千克理想体重建议22千卡(1卡＝4.1868J)，这样一天所需热量大约1400千卡，将总热量适当地分配到3或4次进食中，再考虑食物中所含的成分与携带的热量，按适当比例摄取所需的食物种类，并以低热量的青菜减少饥饿感。

成年人之理想体重范围

身高(cm)	理想体重范围(kg)	身高(cm)	理想体重范围(kg)
145	41.5~51.0	166	54.5~66.5
146	42.0~51.5	167	55.0~67.5
147	43.0~52.0	168	56.0~68.5
148	43.5~53.0	169	56.5~69.0
149	44.0~53.5	170	57.0~70.0
150	44.5~54.5	171	58.0~71.0
151	45.0~55.0	172	58.5~71.5
152	46.0~56.0	173	59.0~72.5
153	46.5~57.0	174	60.0~73.5
154	47.0~57.5	175	60.5~74.0
155	47.5~58.0	176	61.5~75.0
156	48.0~59.0	177	62.0~76.0
157	49.0~59.5	178	62.5~76.5
158	49.5~60.5	179	63.5~77.5
159	50.0~61.0	180	64.0~78.5
160	50.5~62.0	181	65.0~79.5
161	51.5~62.5	182	65.5~80.0
162	52.0~63.5	183	66.0~81.0
163	53.0~64.5	184	67.0~82.0
164	53.5~65.0	185	68.0~83.0
165	54.0~66.0	186	68.5~84.0

资料来源：（台湾省）行政院卫生署

医师的叮咛

虽然维持理想体重对糖尿病患者来说很重要，但是也不要太急着减肥，急剧的减肥反而会损害健康，一个月减少2~4kg是最适宜的速度。

相关的数据

理想体重的制订是由许多专家学者，在分析了体重在人口的分布，体重与疾病的关联，体重与身高的关系之后，决定计算公式算出来的数值。

各类营养所生成的热量

糖类（碳水化合物）

1g糖类可产生4千卡的热量，一般而言，我们每日所需的热量应有50%~60%来自于糖类，不论单糖、双糖或多糖（详见本书第6~7页），皆计算在内，因为蔗糖或果糖虽然很甜，但作为热量来源，1g的果糖和1g的面粉对血糖的影响差不多。

以前述个案陈先生来说，一天所需总热量为1400千卡，其中有700~840千卡为糖类食物，容许摄取175~210g的糖类食物，再以此热量按比例分配到三或四餐，选择分量与热量合适的食物。

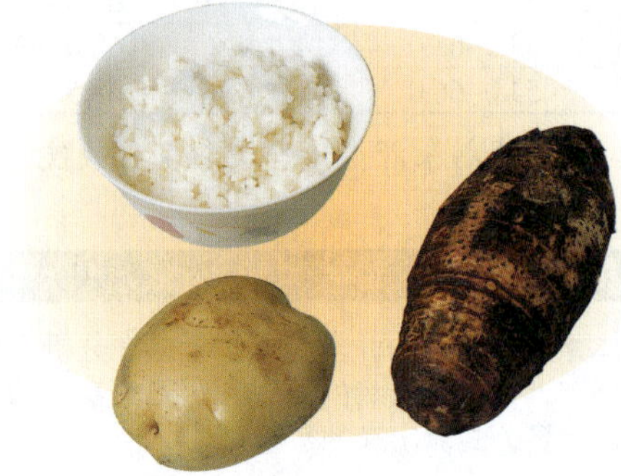

油脂

每1g的油脂可产生 9 千卡的热量。每日总热量中来自脂肪的不应超过30%，若肥胖或血脂肪过高者，总脂肪量可低到总热量的20%~25%。脂肪分为饱和脂肪、单元不饱和脂肪和多元不饱和脂肪三类，其中饱和脂肪占总热量的比率应小于10%，血脂异常者更应限制在7%以下。

简单地说，动物性的油脂属饱和脂肪，例如猪油、牛油和奶油等，应限制摄取量。单元不饱和脂肪如橄榄油、麻油等，以及多元不饱和脂肪如：大豆油（沙拉油）、葵花子油、花生油及玉米油等，应成为主要的油脂来源。

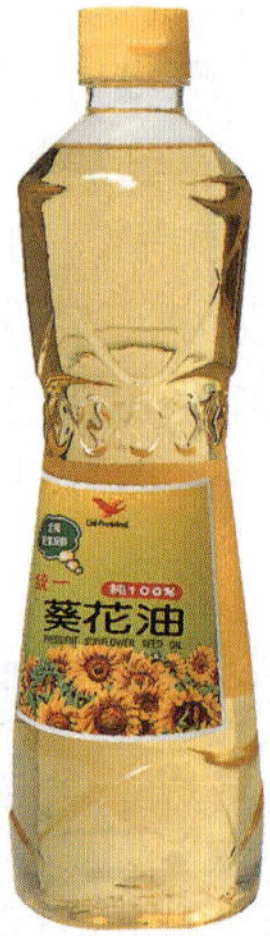

以前述个案陈先生来说，一天所需总热量为1400千卡，所需脂肪类食物约420千卡，只容许摄取油脂类食物47g，再以此热量按比例分配到三或四餐，选择分量与热量合适的食物。

蛋白质

蛋白质是非常重要的营养成分，蛋白质是由许多小分子的氨基酸所形成，有9种氨基酸是人体无法自行合成，必须由食物中取得，称为“必需氨基酸”。

一般来说，每千克理想体重每日蛋白质摄取量约1g，每1g蛋白质产生4千卡的热量，若以热量计算，蛋白质占每日总热量来源的10%~20%。但糖尿病肾病变的患者，每日每千克的蛋白质摄取量应低于0.8g。

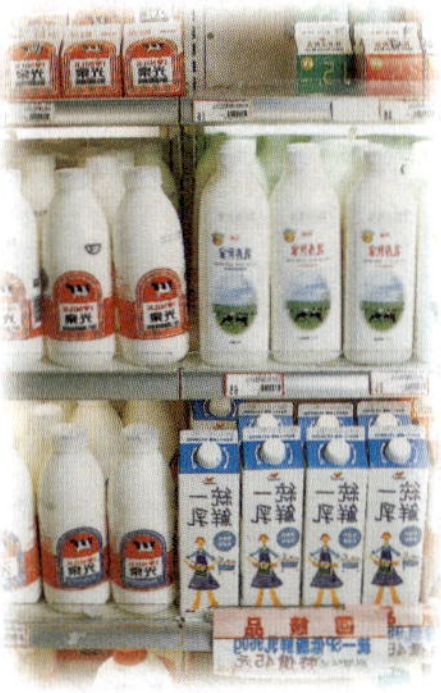

以前述个案陈先生来说，一天所需总热量为1400千卡，所需蛋白质食物140~280千卡，只容许摄取蛋白质食物35~70g，再以此热量按比率分配到三或四餐，选择分量与热量合适的食物。

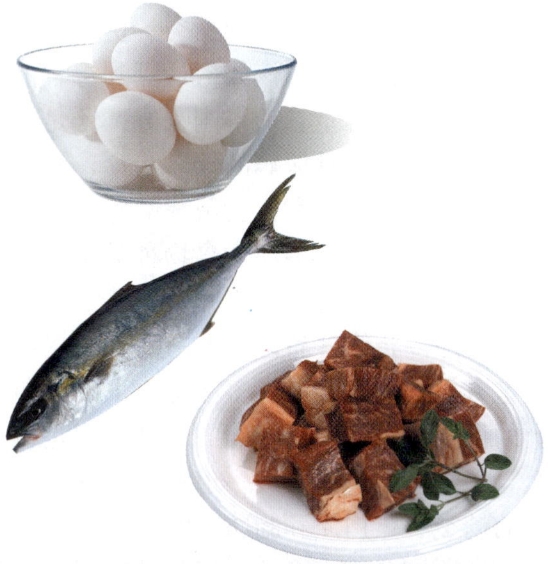

医师的叮咛

按照本部分案例所计算的每日总热量，是以每千克理想体重建议22千卡×理想体重，这个热量对照实际生活来说可能过低，因此可以按照个人每日实际活动所消耗的热量做加减，计算一天日常生活的消耗热量，如附录所示(详见本书第128页)。

相关的数据

男性与女性每日所需的热量不同，例如：一般男性每日1400~1800千卡，相对于女性为1200~1600千卡。

食物热量的计算与安排

由前面第86~89页得知每日所需热量的计算方法，并适当分配到糖类、蛋白质和脂肪食物中，但由懂得该如何计算到每餐能够吃得很健康、分量拿捏得刚刚好，还是有很长的路要走的。糖尿病的饮食治疗，其实是一种长时间的学习和饮食习惯的养成，只要能够在每次用餐前多注意食物种类与分量，这样的饮食治疗就算成功一大半了。

有许多介绍食品营养的书籍可以提供我们这方面的资讯，或者多注意一下食品包装上的说明，也有助于正确的饮食。但是该怎么算出每吃一包饼干或一道餐点，吃进了多少的糖类、蛋白质和脂肪呢？营养专家设计了一套所谓食物交换表，来帮助糖尿病患者认识和选择想吃的食物。本部分介绍如何使用食物交换表，并在附录中提供简单的食物交换表。

学习正确代换

食物交换表（详见本书第129~133页），其原理是依照食物的特性做分类，每一份含相当的营养及热量，在说明如何使用交换表前，先介绍六大类食物，也是均衡饮食中不可或缺的六大类食物：

乳类或乳制品

可提供蛋白质外，还均衡地含有脂肪、维生素、矿物质、糖分、钙质等综合营养品，以脂肪含量多寡，又可分为全脂、低脂及脱脂等。

水果类

含有较多的糖类，亦有丰富的纤维素和维生素等，糖尿病患者可适量食用。

糖类（五谷根茎类）

包括：米饭、面粉制品、芋头、番薯、马铃薯及玉米等，为主要的热量来源，也是主要的淀粉来源，不过有些并不完全由糖分组成，也含有一些蛋白质。

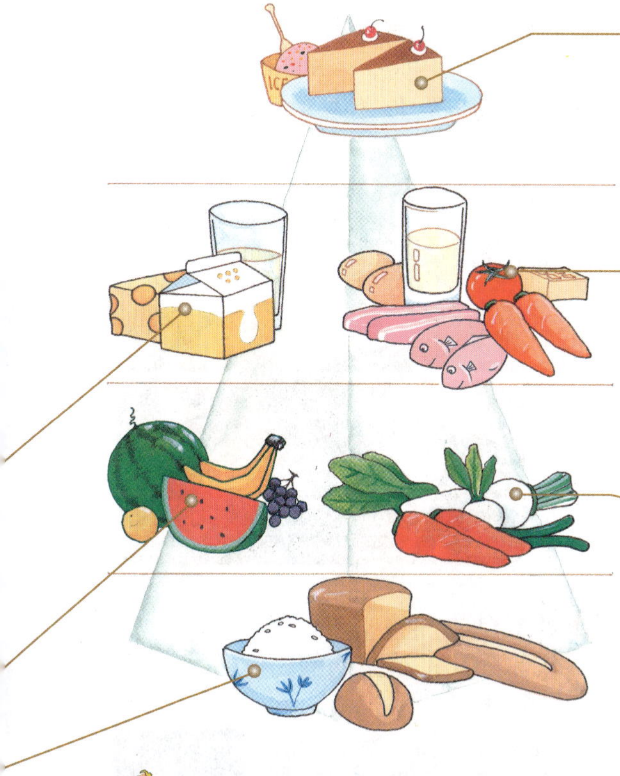

油脂类

包括动物性和植物性的油脂，比较值得注意的是许多坚果类及其制品也属于这一类，例如瓜子、葵花子、花生和花生酱、芝麻和芝麻酱、核桃、腰果、杏仁果及夏威夷豆等。

蛋、肉类及豆类制品

包括各种蛋、家禽、家畜及鱼类、贝类等，为主要的蛋白质及脂肪来源。豆类是重要的植物性蛋白质来源，亦含有不饱和脂肪及多种维生素，包括：各豆类，以及豆浆、豆腐、豆干、素鸡、干丝、面肠等。

蔬菜类

热量不高，主要为纤维素、矿物质及维生素的来源，对糖尿病患者而言可增加饱足感而不用担心热量过多。

使用食物交换表的注意事项

可供参考的食物交换表有很多种，有些是以每80千卡作为一份的基准，也有以 60千卡或100千卡为基准的，且很多是以可食部分的重量为准，像文蛤属肉类，每份55千卡，约60g，若连壳算上有200~300g，因此在使用食物交换表时应特别注意。

医师的叮咛

过年过节有人会边看电视边嗑瓜子，常常在不知不觉中就吃进了大量的油脂，因为一颗花生米或一粒瓜子体积虽小，但油脂的含量却很高，不可忽略积少成多的可怕。

学习正确代换步骤

在食物交换表中，每份同类的食物都能提供相似的热量与主要营养成分，所以可以彼此交换，让糖尿病患者选择食物时能有更多的变化。例如：主食类（每份含糖类15g，蛋白质约2g，热量70千卡），白饭1/4碗为一份，小餐包一个为一份，马铃薯半个为一份，稀饭则半碗为一份，假设午餐应吃主食 3 份，那么你可以选择3/4碗白饭或一碗半的稀饭，或吃 2 个餐包及半个马铃薯。

步骤1 决定餐饮量

先决定你一天要吃几餐，你可以只吃三餐加一次点心，甚至晚上再吃一次消夜。再将一天总热量适当地分配到各餐，当然不是均分，通常早、午餐较多，点心消夜较少。

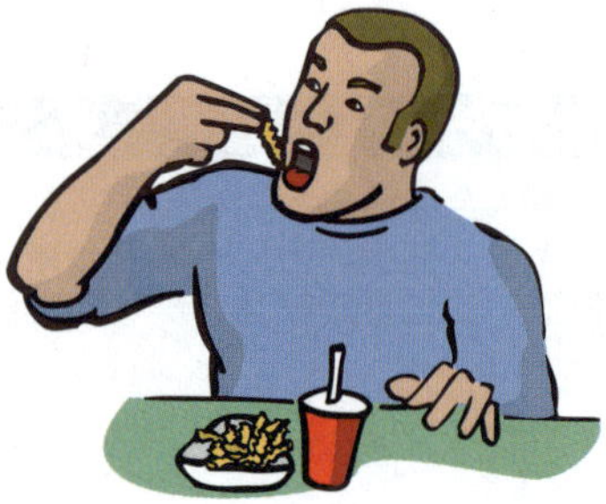

步骤2 挑选每餐的食物组合

参考食物交换表(详见本书第129~133页)中的热量资料，每餐的热量来源分配到各类食物中。通常都会选一至三份的主食作为主要的淀粉类来源，然后再选择适量的肉、蛋类和油脂类份数，作为主要的蛋白质和脂肪的来源。

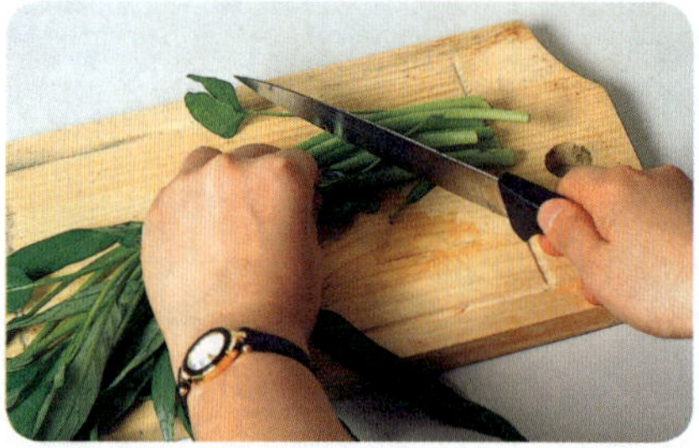

步骤3 计算食物热量

任何分配都是大约的比例，很难刚刚好等于某一固定值，例如：三餐加一次点心。在选择主食类、肉蛋类和油脂类三类总热量占70%~80%，然后可用蔬菜类和水果类补足其余不足的部分。

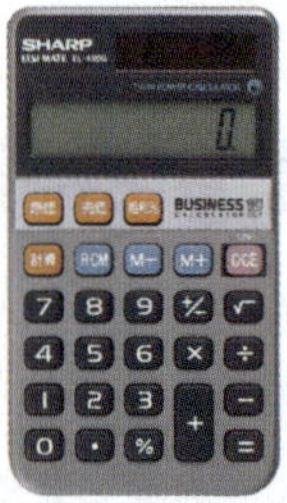

步骤4 按比例分配热量

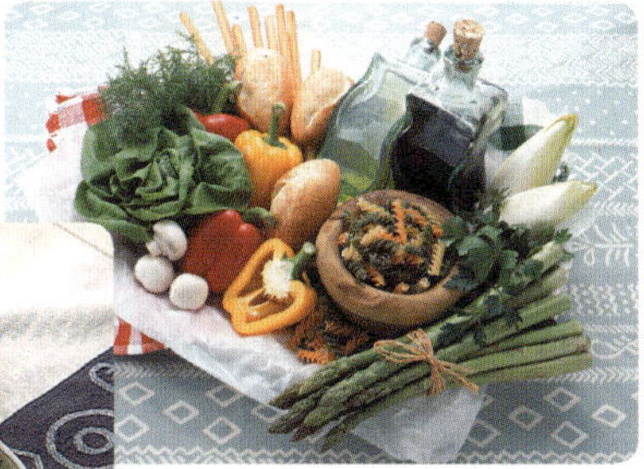

最后再将糖类、蛋白质和脂肪的总量计算一下，看看占总热量的比例是否恰当，若发现糖类太少而蛋白质太高，表示你的计划中主食的量和肉蛋类的量不均衡，要重新分配一下。

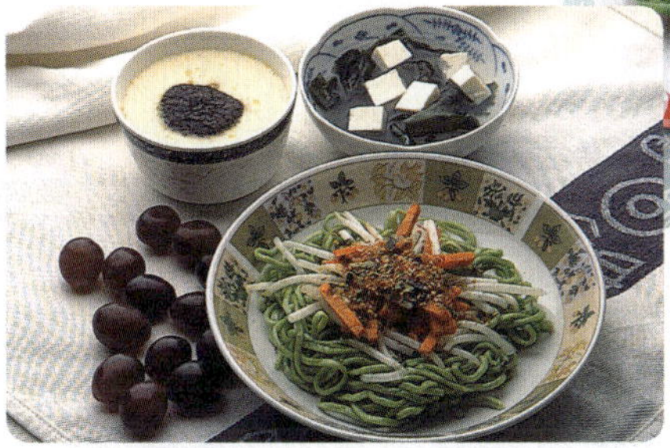

步骤5 试吃与调整分量

设计完饮食计划和食物分配之后，最好能自己照设计的分量试吃看看，会不会吃不饱或很快就饿。若能自己验血糖更好，就能了解是否比原来能控制得更好。如果觉得吃不饱，可能要将蔬菜的分量增加一些，蔬菜含有大量的纤维，但热量却低，可增加饱足感，而不会影响总热量。

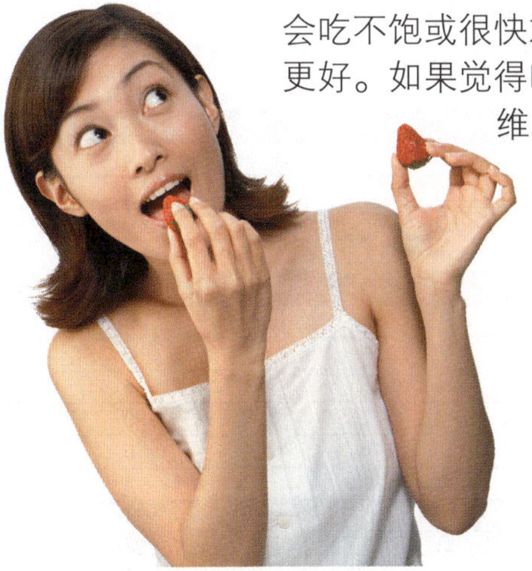

步骤6 与营养师讨论

若自己没有把握设计第一份饮食计划，可以先和营养师及医师讨论，然后再依葫芦画瓢，设计你自己的饮食计划，但重要的是总热量和淀粉及油脂的比例不可修正太多。

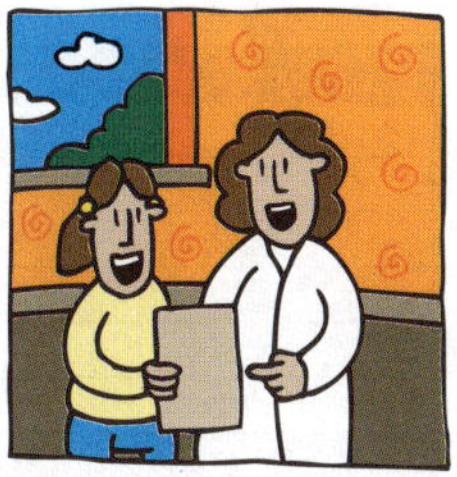

饮食计划

以前述个案陈先生来说，身高170cm、体重82kg，理想体重为64kg，以每千克理想体重22千卡，我们为他设计了一个饮食计划，你也可以按照同样的方法，设计自己的饮食计划。

每日饮食计划表

身高：170cm　　体重：82kg　　理想体重：64kg　　一日总热量：1400千卡

份数		卡	碳水化合物(g)	蛋白质(g)	脂肪(g)
早餐					
主食	2	140	30	4	0
肉蛋	1	55	0	7	3
蔬菜	1	25	5	1	0
油脂	1	45	0	0	5
小计		265	35	12	8
午餐					
主食	3	201	45	6	0
肉蛋	1	55	0	7	3
蔬菜	2	50	10	2	0
水果	1	60	15	0	0
油脂	2	90	0	0	10
小计		465	70	15	13
点心					
牛奶	1	120	12	8	4
主食	1	70	15	2	0
水果	0	0	0	0	0
小计		190	27	10	4
晚餐					
主食	3	210	45	5	0
肉蛋	2	110	0	14	6
蔬菜	2	50	20	4	0
水果	1	60	15	0	0
油脂	1	45	0	0	5
小计		475	80	24	11
总计		1395	848	244	324
百分比			60.1%	17.2%	23.2%

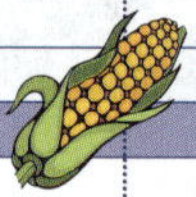

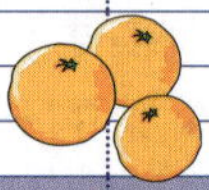

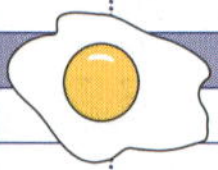

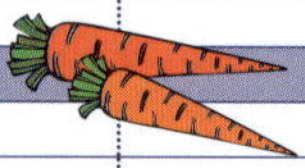

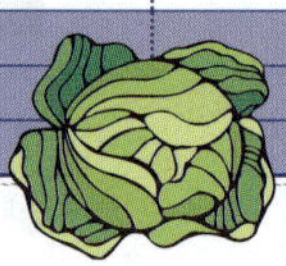

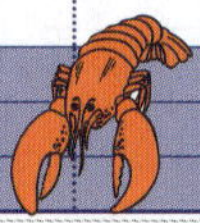

注意事项

糖尿病的饮食治疗不是单单不吃甜食或少吃半碗饭就能够解决。要学习认识食物的成分及能吃和该吃的分量，将这种认知养成习惯，便能够吃出良好的血糖与健康。饮食习惯的改变过程，开始是比较累人的，下列事项在开始学习饮食控制初期是必须要做的：

准备器皿

必须准备一个小磅秤，可以量1000g以内的磅秤，一套量匙（包括1 mL、5mL和15mL）和一个量杯（240mL），以及一个简单的计算器和记录表，计算每天饮食中的热量。

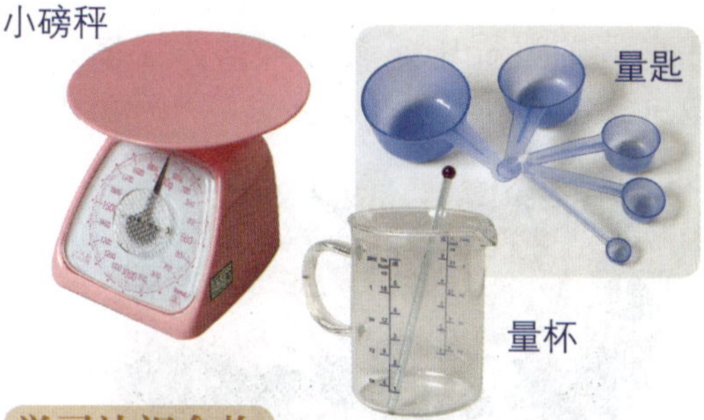

学习认识食物

最好花一些时间自己去采买及下厨，了解食物交换表中“一份”所代表的意义，并且将这个概念应用在日常饮食上。

养成习惯

在最初一段时间要严格督促自己，按照饮食计划中的分量进食，你可以在同类食物中转换成喜欢的食物，但是分量不要改变，直到你已经将这种习惯变成一种“反射动作”也就是说，不用磅秤或查表，你也不会吃过量。

多方尝试

在开始利用食物交换表时，可以尽量多尝试各种食物，一方面可增加饮食的变化，另一方面也可加强对食物交换表的认识，久而久之，你就会发现糖尿病饮食并非“这个不能吃，那个也不能吃”，而是因材适量地吃。

常和营养师保持联系

如果在饮食计划中遇到困难或做不到的地方，都可以向营养师提出，经讨论后做出适当的修正。只有你才可以找出一个适合你的饮食计划，也只有适合你的饮食计划才能持之以恒去执行。

糖尿病患者可以外食吗？

现代人由于生活忙碌，家里几乎都不开伙，大部分都是在外用餐，即使有勤劳的家庭主妇会回家做饭，可是至少中午一餐也在外面吃，外食几乎成了现代人的生活常态，那有糖尿病的人该怎么办？需要严格遵守饮食控制的糖尿病患者，不管食物种类或分量都要仔细挑选，在外就餐适当吗？还是要像小学生一样，天天下厨做便当带？

其实并没有这么可怕，外食最大的问题在于油太多、口味过重、食物成分不详、诱惑力太高等，因此，了解食物性质与掌握分量，尽量避开油脂高、不认识的食物，只要能把握这几个重点就大致没有问题，但最重要的还是你个人的“定力”问题，美食当前能否视而不见、拒绝诱惑，就变得很重要了。

外食者面临的问题

油多

不论是牛肉面，还是三宝饭，或是炒饭、炒面等，多数的师傅一点都不吝于用油，牛肉面加牛油，三宝饭淋上的卤汁，甚至阳春面配上烫青菜，也浇上红葱爆香的猪油，全部吃完的话，油脂可能会摄取过多。

做法不详

在烹调的过程中，餐厅师傅为了增加口感或做点变化，可能用了许多会增加热量的手

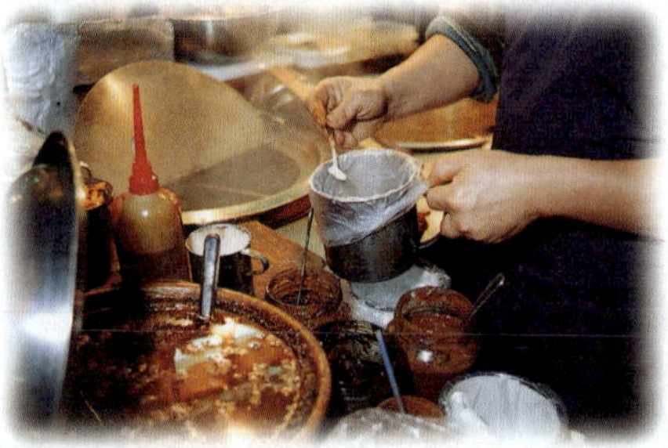

续。例如：裹粉（太白粉、面包粉或面粉，甚至花生粉）、用牛油煎牛排或羊排等，即使吃了同样“原始分量”的食物，热量也较原来高出很多。

套餐或促销的诱惑

许多店家不愿降价或打折，改成买甲送乙或加料不加价的方法促销，结果“定力”不够的人，抱着不吃白不吃的心态，往往吃下了比预计多出许多的热量，吃到饱的自助餐也是类似的诱惑，一不小心就会吃得过量。

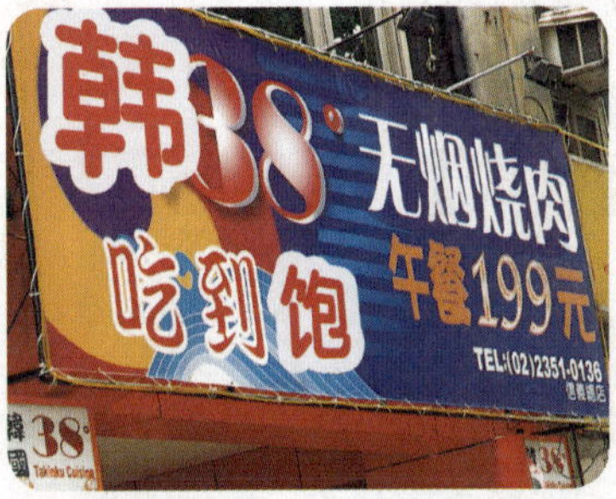

外食族应注意的要点

对经常必须外食的糖尿病患者来说，学习正确的外食习惯及认识食物的热量及营养成分，可能比认识食物交换表更具有挑战性。以下提出建议作为参考：

看懂营养标示

尽量选择具有完整营养标示的产品，这样可以事先知道你可能吃下多少热量及各种营养成分。

◆以泡面为例：

统一肉燥面每份85g，热量共有450.8千卡，其中脂肪26g；维力炸酱面热量有448千卡，脂肪20.1g，每包维力炸酱面净重90g，所以乘以0.9，每包可提供热量403.2千卡，其中脂肪约占18g。若是连汤带面全部吃下肚，大概接近一顿饭的热量，脂肪占40%~50%。

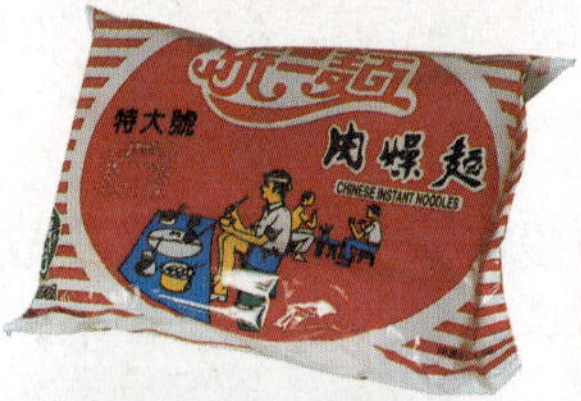

统一肉燥面

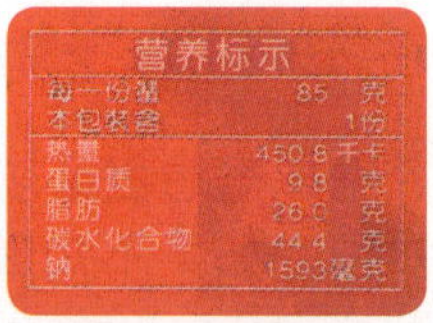

营养标示	
每一份量	85 克
本包装含	1份
热量	450.8 千卡
蛋白质	9.8 克
脂肪	26.0 克
碳水化合物	44.4 克
钠	1593毫克

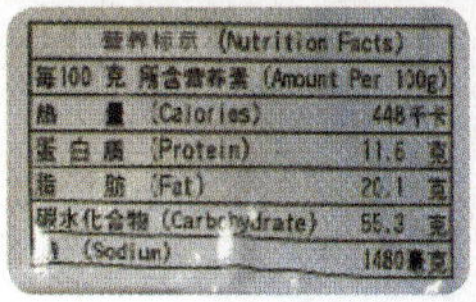

营养标示 (Nutrition Facts)	
每100 克 所含营养素 (Amount Per 100g)	
热 量 (Calories)	448千卡
蛋白质 (Protein)	11.6 克
脂 肪 (Fat)	20.1 克
碳水化合物 (Carbohydrate)	55.3 克
钠 (Sodium)	1480毫克

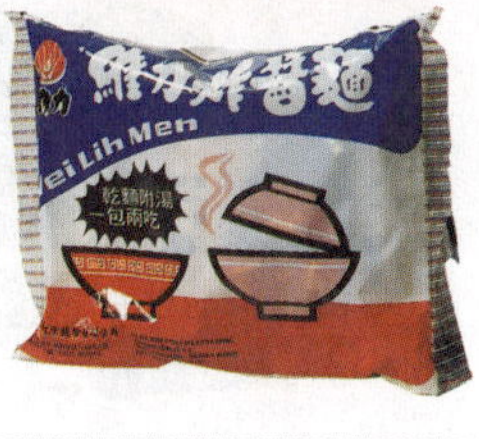

维力炸酱面

只吃认识的食物

选择认识的食物吃，弄不清楚的宁可不吃。你知道一支热狗的热量吗？大概有240千卡，其中脂肪大约15g，而一份大亨堡的热量，可能在450千卡左右，如果糖尿病患者吃下一份，大概晚餐时就只能吃水煮青菜了。

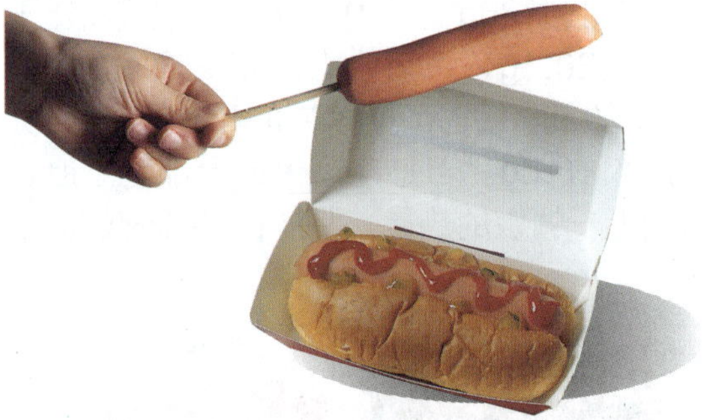

糖尿病患者必须慢慢累积对食物营养成分的知识，如果不知道其热量，先不急着吃，可

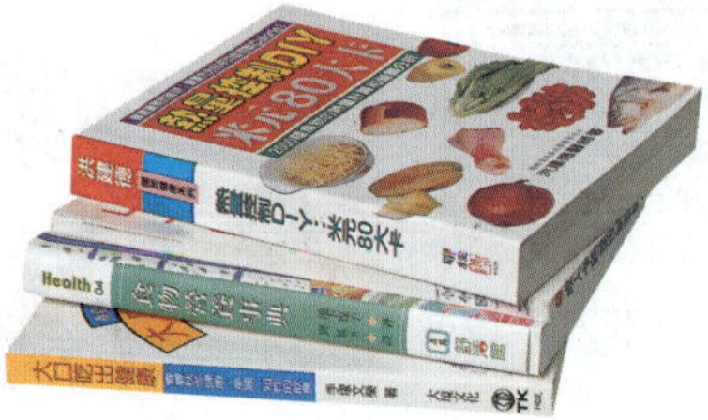

以查阅有关营养的书籍，甚至可以请营养师帮忙，知道能吃多少再吃。不然那么多种食物，大可挑些你知道的来吃。

避开油脂

避开油脂的小秘诀：

- 菜与饭分开放，以免菜中的油脂与饭一起吃进肚中。

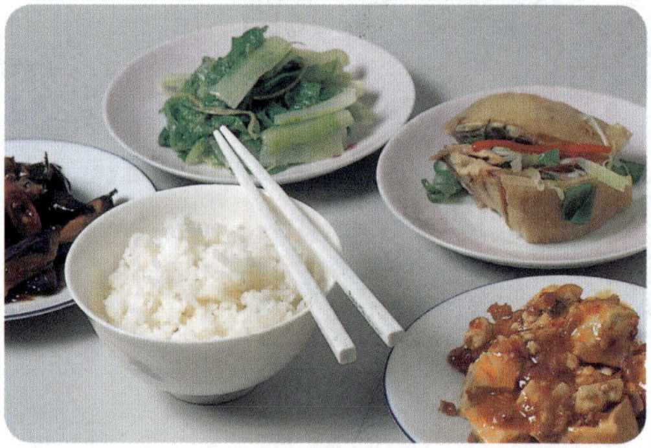

- 点菜时记得交代师傅不要放油，例如牛肉面，就算不另外加原汁的油，汤和肉里的油也已经够多了；烫青菜淋点酱油或油膏就好，不要加猪油。

- 准备一碗没油的清汤，将菜上的油先涮过一遍，若能用温热开水更佳。

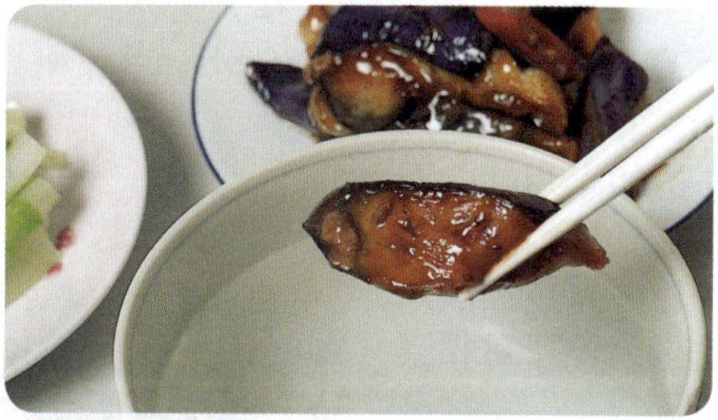

- 尽量点瘦肉，将肉中肥的部分舍去，“皮”的部分尽量不要吃（不论鸡皮、猪皮或鱼皮都少碰为妙）。

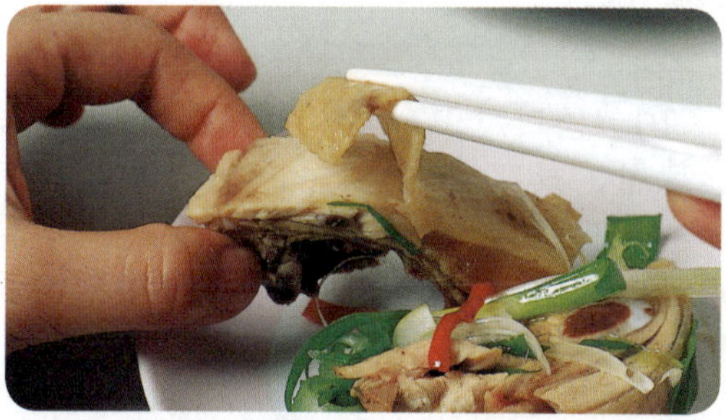

- 尽量不要吃油炸的食物，以臭豆腐为例，用蒸的而不放油约有100千卡，用炸的则一份有300千卡，其中脂肪约有8g，油炸食品的热量和脂肪含量都远高过非油炸食品。

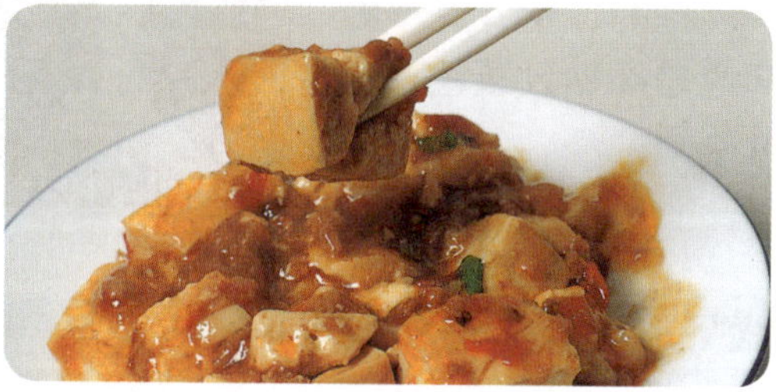

- 尽量不要点含有油脂卤汁的饭类，例如：卤肉饭一份约370千卡，同量的白饭（相当食物交换表中三份）只有210千卡。

- 速食面的油包能不放就不放，要放也要少放，把面吃掉将有油的汤留下。

医师的叮咛

若能确实做到上面这些饮食技巧，再配合原本的饮食计划，那么外食对糖尿病患者来讲不再是那么困难的事了。

养生的健康饮食

其实糖尿病的饮食原则虽然麻烦，遵守起来也辛苦，但是换一个角度来想，糖尿病的饮食，注重营养均衡、体重的维持，也注重良好的饮食习惯与生活习惯，可说是养生的健康饮食。

浓稠汁液不要碰

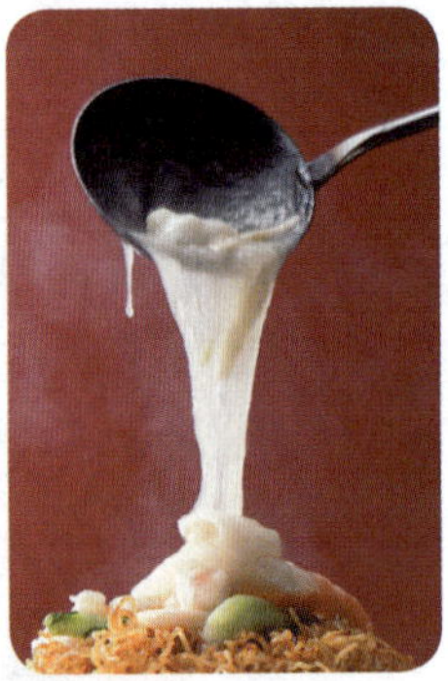

如果有浓汤或勾芡的汤汁，最好不要点，因为含有很多的淀粉和油脂。此外，糖醋、蜜汁等一看就知道是高糖分菜色，也尽量节制。

养成喝水或喝淡茶的习惯

若想喝饮料，最好喝白开水或清淡的茶，如果想喝红茶或咖啡，最好使用无热量的代糖，餐厅附餐所附的冰咖啡或冰红茶，最好少喝为宜。其他汽水或果汁当然也是能免则免。但可以饮用健怡可乐，因为它每瓶的热量少于1千卡。

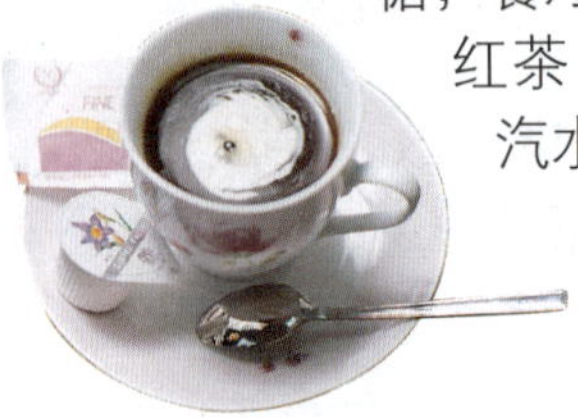

沙拉酱少吃为妙

生菜沙拉主要为蔬菜和一些水果，热量并不高，但千岛沙拉酱每20mL，就大概具有一份主食的热量，因此最好能选用醋味而且油少的酱汁，不要以为吃生菜沙拉没热量，酱汁吃了可相当于半碗饭。

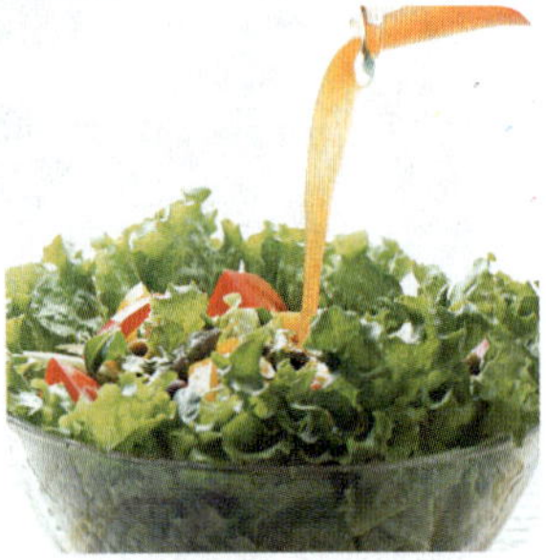

不喝酒精饮料

1g酒精可产生7千卡的热量，酒喝多会增加总热量，其次使用口服药物治疗者，饮酒可能产生一些副作用，而注射胰岛素的患者若空腹喝酒，则容易发生低血糖现象。如果饮酒时的热量必须以油脂类视之。

不要任意使用偏方

如果有人介绍糖尿病的偏方，在试用前还是要多方询问，如医生、营养师、使用过的人，否则轻易尝试偏方是很危险的。

可身体力行

虽然有食疗可以服用，但还是不要忘了持续血糖监控与饮食控制。

糖尿病的中医食疗

治疗糖尿病，除了正常饮食的调配加上药物控制外，还有没有别的偏方能让糖尿病病情好转的？前面曾提过，与其花费时间在寻求糖尿病的偏方，还不如严格的遵守各种饮食规定，那是不是没有别的希望了呢？其实以中国人来说，一直都有“药食同源”的习惯，将药材适度地加入饮食当中，说药不像药、说餐点也不像餐点，具有治疗的成分，又可滋补养生，当然糖尿病也不例外，只不过糖尿病的食疗，可不像有些食疗一样美味可口，这里介绍几个糖尿病的食疗方，也可以帮助你控制糖尿病。

糖尿病的另一线生机

改善糖尿病并发症食疗方

- 空心菜100g，玉米须50g，以水煎服，连续服用7~10天。能清热凉血治消渴。
- 大黑豆，天花粉各50g，水煎服。
- 鲜番薯叶，鲜冬瓜，各50g，水煎服，每日一次。能健脾胃益力气，治消渴。
- 新鲜山药100g，绿豆50g，两种药材共同煮熟食用，有健脾清热的功效，同时有降血糖的作用。

糖尿病单方验方

- 枸杞子10g煎汤代茶饮。
- 鲜番石榴果120g榨汁，日服一次。50g沸水冲泡代茶饮。
- 绿豆100g煮熟服用。
- 鲜苦瓜50g，作凉拌或炒瘦肉食用。（苦瓜有降血糖作用）

哪些另类疗法有助益?

严格的血糖控制、使用药物、适当的饮食、适度的运动及维持适当的体重等，这些都是正规的糖尿病治疗方式，除了这些方法以外，大家一定还想知道有没有别的疗法，可以帮助治疗糖尿病。

在第一部分曾提到治疗糖尿病是没有偏方，也最好不要随便尝试偏方。不过这里介绍几个比较安全且有疗效的另类疗法，例如：肌肉松弛训练、按摩法、气功疗法等，可以帮助糖尿病的治疗更有效，但在使用这些疗法的前提，还是要先做好正规的治疗与预防，再配合另类疗法。

冥想肌肉松弛训练

步骤1

借着放松紧绷的肌肉，让身体与心情一起轻松下来。

找个安静、舒适、光线柔和、不会受人打搅之处，空出20~30分钟，完全不受干扰，坐、卧不拘，以舒适为原则。

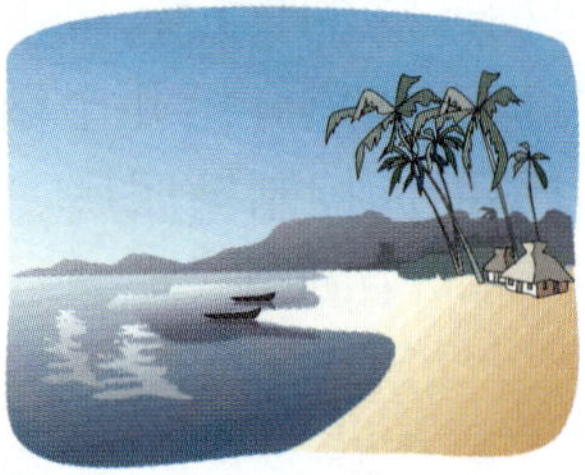

步骤2

闭上眼睛，深呼吸几回。首先想象一个舒服的场景，例如：美丽的沙滩，继续深呼吸，感觉每吸一下，肚子便跟着鼓起来，持续不断。

步骤3

感受下颚肌肉的紧张度，随着吸气、绷紧肌肉、慢慢吐气的同时，渐渐放松下颚，同时并告诉自己，下颚越来越松弛，来回数次，直到感觉下颚松弛。

步骤4

继续练习肩颈部的肌肉，感受肩颈肌肉的紧张度，随着吸气，绷紧肌肉（耸肩缩脖），慢慢吐气的同时，渐渐放松肩膀与颈部。

步骤5

接着练习上臂与手掌的肌肉，感受肌肉的紧张度，随着吸气，绷紧肌肉（紧绷上臂与握紧拳头），慢慢吐气的同时，渐渐放松上臂与手掌。

步骤6

再练习背部的肌肉，感受肌肉的紧张度，随着吸气，绷紧肌肉，慢慢吐气的同时，渐渐放松背部。

步骤7

练习腿与脚掌的肌肉，感受肌肉的紧张度，随着吸气、绷紧肌肉（紧绷腿与勾紧脚掌）、慢慢吐气的同时，渐渐放松腿与脚掌。

步骤8

让自己极度放松，想象轻飘飘的，好像浮在水上一样。继续专注深呼吸，什么都不要想，直到呼吸二十或数十下，缓慢坐起即完成。

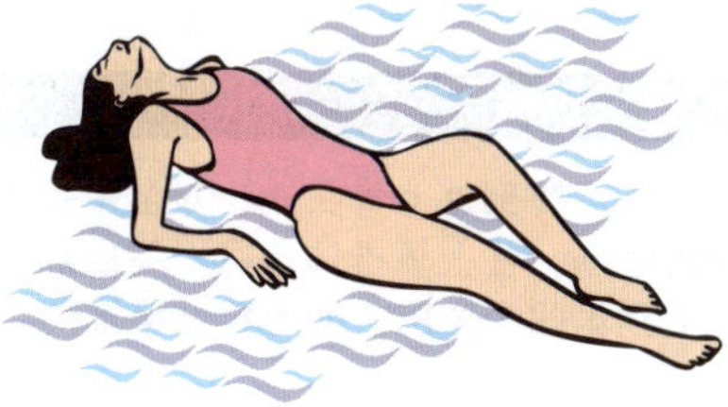

传统穴道按摩法

自我推拿按摩疗法，可以增加血液循环与身体的舒适感，但在饭前、饭后1小时内不宜推拿，完毕后要在室内稍微休息或轻微活动几分钟，再从事其他活动或外出。

按摩穴道

以下穴位按顺序推拿，每个穴道20~30次，早晚各一遍，一遍30分钟左右。按摩时，可使用滑石粉、爽身粉、薄荷油或香油以润滑或辅助。

按摩顺序：

步骤

① 肺俞
背部第三椎下，离脊椎骨中心两指（食指与中指并拢）处。

② 胃俞
腰线上，肋骨下方，离脊椎骨中心两指处。

③ 肾俞
第二腰椎下外侧两指宽。

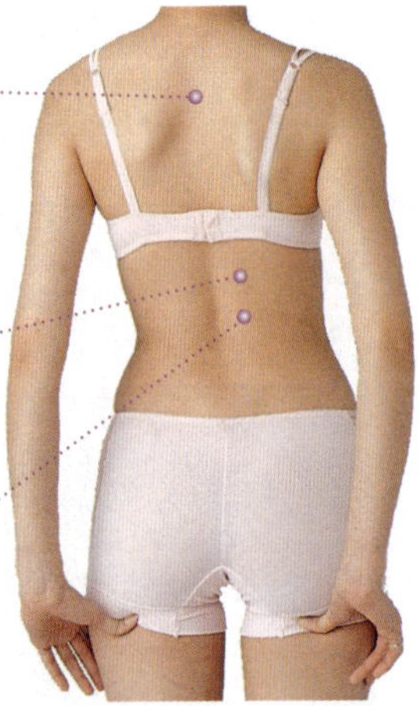

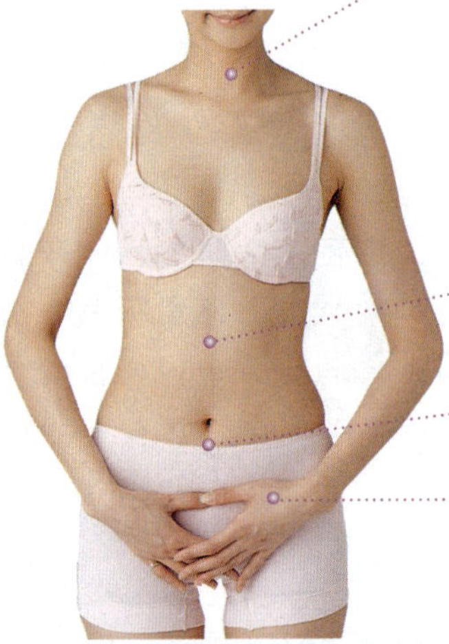

腰椎算法

腰椎算法：臀部外上骨头处，对至中央为第四腰椎与第五腰椎之间，往上算椎体，每一突出点，即为一个椎体，往上到第四个突出，即为第一腰椎突起。

按摩手法

按摩的手法解释：按为定点，较注重深度及用力较重，摩即是揉擦，按的用力度比摩重，摩较注重轻按穴道后又揉又擦扩及穴道周围。

揉廉泉穴：每日二或三次。
廉泉：颈部中央结喉上横纹中。

1.端正坐好，头稍向后仰。
2.将拇指指腹放在廉泉穴位置，食指放在承浆穴位置，做顺时钟方向揉按，力量由轻而渐渐加重，以局部酸胀有得气感为宜。

承浆穴:下唇沟的中央。

④ 中脘
剑突处与肚脐的中央点。

⑤ 气海
肚脐下两指（同前）宽处。

⑦ 合谷
位于拇指与食指的骨头分开处，手指张开时的凹陷处。

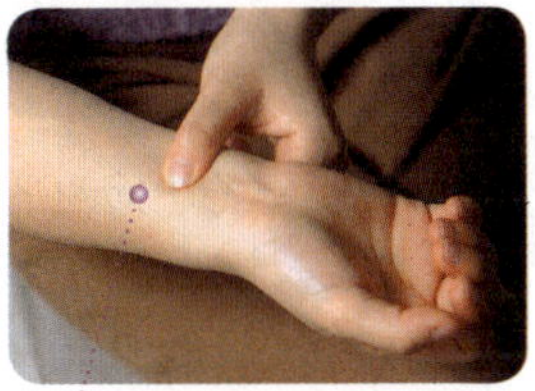

⑧ 内关
前臂内侧中央，由手腕向肘三指（同前）宽处。与外关相对应。

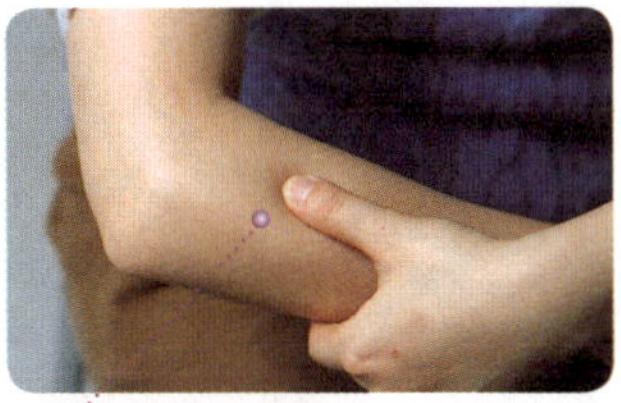

⑥ 手三里
大拇指向上，尽量弯曲手肘，伸出并拢的二、三、四指，由弯曲处起，下缘近手腕端肌肉隆起处。

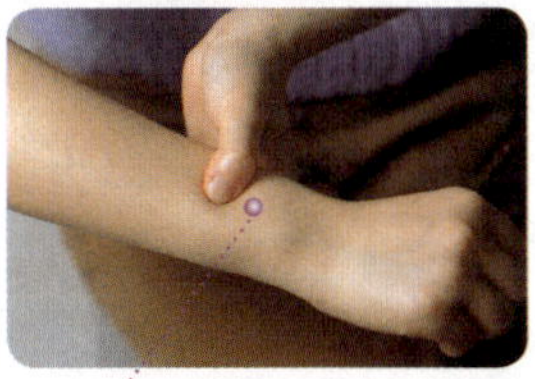

⑨ 外关
前臂外侧中央，由手腕向肘三指（同前）宽处。与内关相对应。

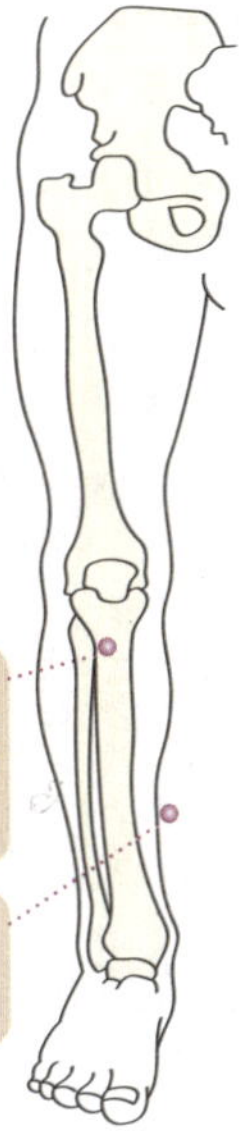

⑩ 足三里
直立时，手指沿着胫骨外缘由下往上时，停留处外侧一寸。

⑪ 三阴交
脚内踝上方三指（同前）处。

穴道部位

穴道部位：中医身寸算法，一寸半即食指与中指两指幅宽；二寸为食指、中指、无名指三指幅宽。

四肢按摩

拿四肢：每日二或三次。

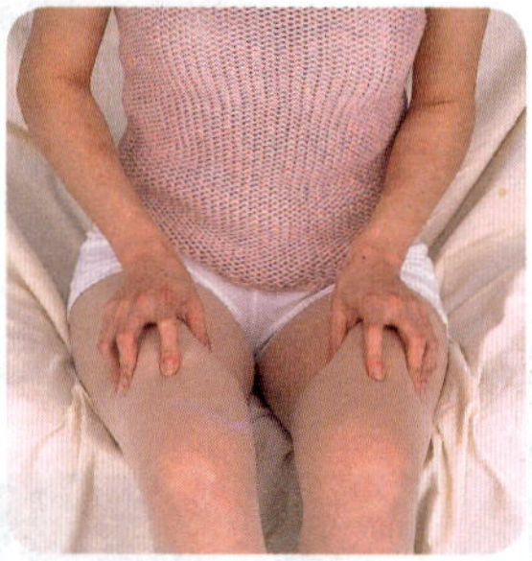

1.端正坐好。
2.四指与拇指相对，放在大腿上。
3.由上而下，自腹股沟到踝关节处，轻轻拿捏。
4.前面拿捏5~10遍后，再拿捏后面5~10遍。拿捏大腿后面时，可稍微抬起大腿以方便拿捏。
5.右手拿捏左上肢，从肩部到手腕，10~20遍。

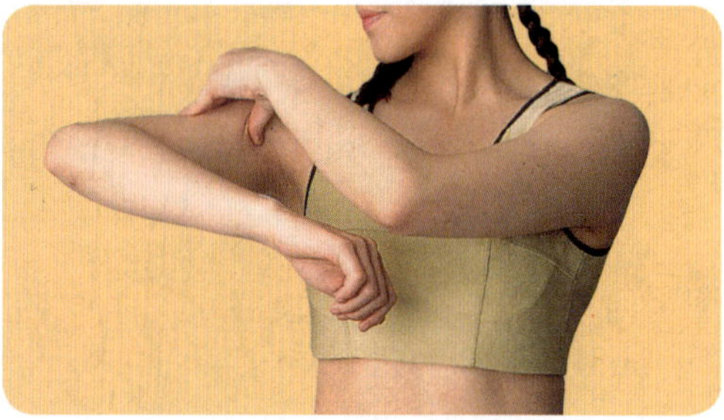

6.再由左手拿捏右上肢，从肩部到手腕，10~20遍。

气功治疗

练习气功可能具有防病、健身、延年作用，糖尿病患者练习有使血糖及血脂肪下降的作用，另外还有使心情平和、稳定情绪的作用。以下介绍对糖尿病患有益而常被提到的气功。

练气功的注意事项

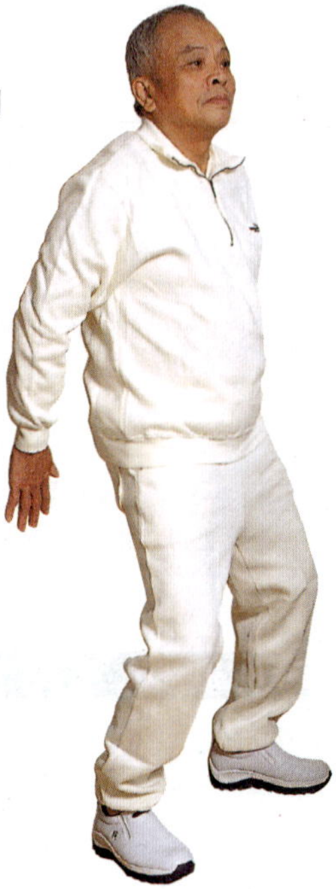

- 练气功应在有经验的人指导下进行为宜，以防练功偏差出现问题。
- 练功要长期持之以恒，每日1~3次，每次20~30分钟。
- 练功时的环境很重要，要安静，空气清新，排除杂念，过饱过饥、情绪太过激动时均不适宜。

静功

比较能够自行练习的方法，不过如果练习后反而出现不适的现象，即需请教气功专家才好。

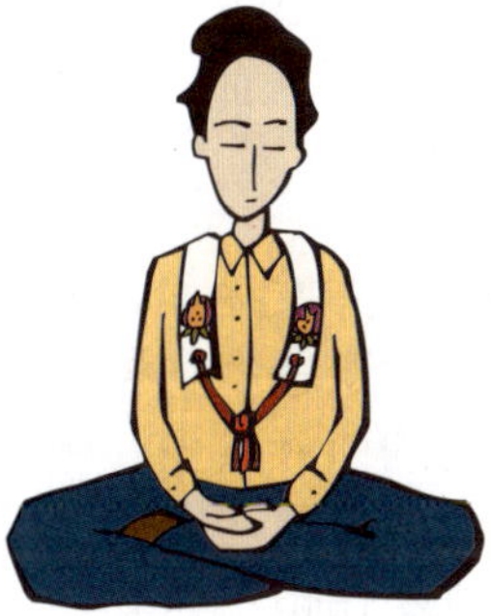

◆**吐纳法**

利用腹式呼吸集中意念、帮助放松、增加氧气循环深度。以腹部膨胀凹陷来缓缓进行呼吸，心中专注数呼吸由一至十，再由十返一，排除杂念。

◆**意守法**

集中意念到身体某一部位，从而入于静的境界，这种功法称为意守法。常用方法为意守丹田（关元穴）。意守丹田须与腹式呼吸同时进行，开始腹式呼吸时要以意念引导气，由浅而深，逐步达到小腹丹田部位。之后意念集中于丹田，注意小腹的突起和收缩，排除一切杂念。

◆**三线放松**

摆好姿势、心情平和，将身体分成三段，依次放松。

- **两侧**：依次由头部两侧、颈部两肩、两上臂、两肘、两前臂、两腕、两手掌、两手指放松下来。
- **前面**：依次由头顶、面部、颈部、胸部、腹部、两大腿、两膝、两小腿、两踝、两脚背放松下来。
- **后面**：依次由头部、枕项、背部、腰部、两大腿后侧、两结窝、两小腿后侧、两脚跟、两脚心放松下来。

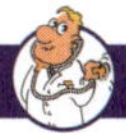

医师的叮咛

如果不容易放松，可以先刻意紧绷想放松部位，再随着呼吸缓缓放松该部位。

糖尿病患者该运动吗？

有人觉得生病应该要注意休息与调养，怎么可以随便运动呢？其实运动对糖尿病的治疗是大有帮助的，因为运动可以消耗体内多余的热量、增进体内组织细胞对胰岛素的敏感度，还可以控制体重、降低动脉硬化及心血管疾病的危险，如不是非常严重的糖尿病，最好能配合每日作息有计划持续地做运动。

运动还可以预防糖尿病可能引发的并发症，对于血糖控制与解除压力也有不错的疗效。只不过在运动种类的选择及施行方法上，需要稍加注意，太剧烈或讲究技巧的运动，反而会造成负担，实行也麻烦，所以应该依照个人的病况及目前治疗的情形，与医师讨论后选择出最适合的运动。

不宜过度运动者

有并发症的人

如果已经有并发症者，最好停止过度的运动。譬如肾脏病变患者在激烈的运动后，反而使得流向肾脏的血液减少，蛋白尿的情况会更加严重；足部病变患者则因四肢知觉迟钝，可能容易受伤或受伤也不自知；至于心脏血管病变患者，若伴有四肢血液循环的障碍时，过度运动可能引起疼痛的现象。

病情不稳定或控制不良者

糖尿病患者的运动治疗是建立在病情控制良好之上，假如病情一直不稳定，血糖忽高忽

疑惑与解答

Q 运动如何影响血糖？

A 当运动利用到大肌肉群时，肌肉会燃烧细胞的糖分，血糖也会进入肌肉细胞提供能量，肝脏会释出储存在肝脏内的糖分进入血液中，如果持续运动30~40分钟以后，才会分解脂肪提供能量，这一连串的反应都需有足够的胰岛素参与才能进行。

低，或者居高不下时，都需暂停运动，如果过度运动，还可能造成低血糖的危险。

医师限制指示运动的患者

也许有的患者除了罹患糖尿病，还患有其他特殊疾病，经医师评估后不适合做运动，这种类型的患者，也不要以为没事就任意运动。

了解个人状况做运动

状况一

如果60岁以上，病情控制良好、没有并发症；或者体重超过理想体重20%以上，需要减肥，而病情稳定、没有并发症，都可以做些简单的运动。这两类的患者，每天可消耗80~160卡的热量来运动，但不宜太激烈，以免出现反效果。各项运动消耗的热量与所需的时间，可参考附录。→详见第128页

状况二

如果是过度肥胖的糖尿病患者，医生建议要加强运动疗法的患者每天可消耗的运动量为160~320卡，但还是要注意运动量与安全，避免过度激烈。可参考附录。→详见第128页

状况三

如果是轻微的糖尿病患者或者病情控制良好，在过去5~10年间没有恶化情况者，可以通过运动来保持理想体重与健康，每天的运动消耗的热量可至320卡以上。可参考附录。→详见第128页

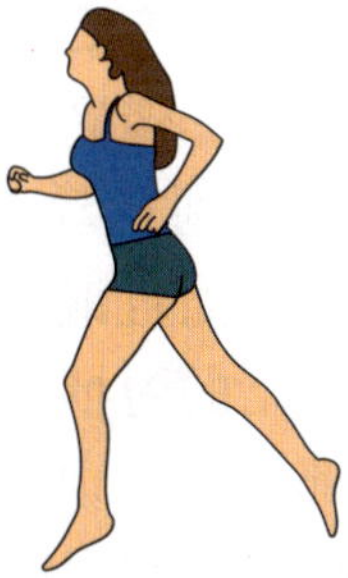

医师的叮咛

对于糖尿病控制不良的患者，在开始运动计划前，一定要先和医师讨论，特别是血糖达300、400mg/dL者，千万不要骤然开始剧烈运动或长时间运动，以免引起血糖过高或过低的情况，就难以收拾。此外，在血糖很高时激烈运动不但不会降低血糖，还可能使血糖变得更高。

相关的数据

有70%的糖尿病人，除了药物治疗之外，经由运动及饮食疗法，使得病情得到控制，但是并不是所有的运动都适合每一个人，而且糖尿病疾病变化很复杂，运动的选择需更加注意。

糖尿病患者该如何运动?

前一部分提到除了几个特殊状况的糖尿病患者不适合运动外，其他轻微的患者或病情控制得当者，都是可以运动的，而且最好多多运动。但应该如何运动比较好？选择哪类运动？时间该多久？有哪些事项是运动时须特别注意的呢？

首先要强调的是，糖尿病患者的运动计划并非像魔鬼训练营的严格，而是要让患者感受到运动对糖尿病的重要性并避免并发症，而且最好自然而然地融入生活中，养成运动的习惯，因此，只要是患者喜欢的运动都值得鼓励。虽然说运动对身体好，但糖尿病患者想运动，还是有不少须注意的事项。

运动时该注意的事项

- 运动时能监控血糖。并非每次运动前都一定要测血糖，若能够自然最好，不过在开始进行运动计划的最初几次，还是监测血糖会比较安全，并逐渐地练习不用监测血糖，也能够掌握自己的血糖状况。
- 随身携带一些甜食，如：方糖、易溶的糖果，低血糖发作时，可立即食用。
- 随身携带糖尿病识别记录，避免单独一个人运动，以免低血糖昏倒时没人注意到，这样就很危险。
- 使用胰岛素或口服降血糖药物后，避免在胰岛素作用效果最强时做运动，例如饭前注射短效胰岛素，则应避免在饭后两小时运动，

医师的叮咛

1. 运动最好不要操之过急，要能循序渐进。
2. 要能持之以恒。
3. 培养兴趣，乐在其中。
4. 不要勉强，量力而为。
5. 生活中的活动，如洗车、散步等，也具有部分运动的效果。

避免出现加乘的血糖降低作用，或者事前减少短效胰岛素的剂量。

运动前	血糖最好介于100~180mg/dL，若不到100mg/dL，运动前应该吃些东西，以免血糖过低，老年人血糖最好更高些，如120~130mg/dL。如果超过250mg/dL，最好先验尿检查酮类的反应，不要急着运动，一定要等到血糖控制稳定，才能开始运动。
运动中	开始运动之后，最好每隔30分钟验一次血糖，尤其是换新的运动项目，譬如本来是慢跑，改成打网球，一定要注意血糖值的变化，如果感到低血糖的症状，不论运动时间多久，都应该立刻停下来检验以确保安全。
运动后	如果从事比较激烈的运动，如篮球、网球等，运动后也要测量血糖值，因为运动对血糖的影响可以持续好几个小时，直到运动后仍要监控血糖一段时间。

● 已有并发症，要注意：

眼睛病变	如果有视网膜病变者，不要从事激烈运动或举重练习，可能会因身体碰撞或眼压升高，引起视网膜或玻璃体出血，甚至是视网膜剥离等。
神经病变	由于四肢感觉较迟钝，特别是足部疼痛的反应不佳，受伤也不自觉，因此要随时注意脚部红肿、水泡、破皮等情况，鞋袜尽量舒适，避免太紧会夹脚，而且绝对不能打赤脚。
自主神经病变	如果自主神经系统受到长期糖尿病影响，有时当出现低血糖，正常的心跳血压反射会变得迟钝，容易使病患忽略低血糖的症状，不利于某些激烈的运动。

● 服用降血糖药物，饭后2小时运动是不错的时机，特别是饭后血糖偏高的患者，可有助于饭后血糖降低。

可身体力行

想做运动前，一定要先跟医师、营养师等咨询团队讨论后才决定，并考虑做一些适当的检查，例如运动心电图、心肺功能检查等，了解个人适合的运动状况，减低冠状动脉心脏病的危险。

简易判断运动强度法

简单判断运动强度的方法：如果你做的是慢跑，在开始跑步后会感到心跳加速且呼吸急促，但仍可以跟一起跑步的同伴说话，代表运动强度还好，但如果已经喘到无法再说话，就表示运动强度太强烈，运动太强烈有时会产生过多的乳酸，对身体没有好处。

糖尿病患者能外出旅游吗？

由于糖尿病患者需要经常用药控制，生活中要注意的事项也比较多，因此大都认为糖尿病患者不适合旅行出游，尤其是长途跋涉的旅程，更是辛苦的差事，那糖尿病患者是不是就不能外出旅游呢？其实不尽然，只要做好足够的准备，还是可以平安出门、快乐回家。旅行前应该要准备好的物品有药物、血糖测定器、预防低血糖的甜点、个人的药物处方单以及糖尿病护照等，如果已经有并发症的患者，最好要注意该并发症的护理，需要携带的药物也不要忘记，如果旅程中有安排长时间的行走，特别要多带舒适的鞋袜，方便行走与更换，做好足部的护理，总之做好万全的准备，糖尿病患者也可以开心外出旅游。

做好准备没烦恼

糖尿病患者出游原则

◆病历摘要与处方影印本

出发前向主治医师要一份病患的病情摘要，包括目前病况、有无并发症、药物种类与剂量等，如果在旅游当地病情出现变化，可以将病历与处方交给当地医师，让医师很快就能了解病人的病况、做出诊断。如果是到国外旅行，则请医师写一份英文的病情摘要。

◆糖尿病药物

不管是口服药或注射药品，最好按照旅游的日数，准备2~3倍的药剂分量，一部分随身携带；一部分放在行李箱，以备不时之需，

医师的叮咛

每个国家所出售的胰岛素浓度不见得相同，国内目前用的是U-100（100单位/1mL），若需在旅游当地购买或补充胰岛素时，要特别注意的是，先询问清楚浓度并与原使用药物做比较，千万不要买错了。

药物一定要分开放，不要集中在某一个袋子，万一遗失的话还有备份。此外，搭乘飞机时胰岛素最好随身携带，若放置在行李舱，高空飞行温度可能极低，胰岛素会冻结变质。

◆血糖仪

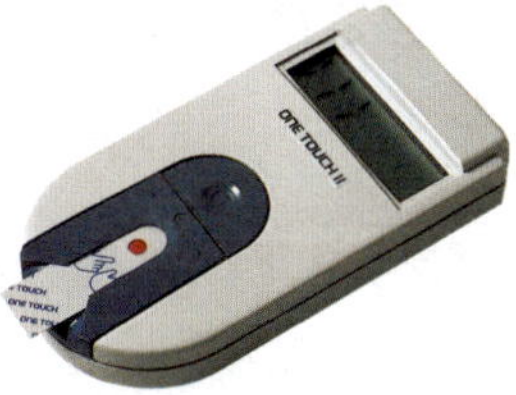

一定要携带血糖测定仪器或测尿糖的测量器，即使外出也要定期测量血糖，因为出外旅游，可能会比平常更兴奋、更有压力，加上时差、作息的改变与吃的食物不同等，都可能会影响血糖。

◆预防低血糖的食物

随身携带一些甜食，譬如：方糖、果汁、汽水、小饼干等，万一出现低血糖的状况，可以赶紧服用，最好还能准备些小点心，以供延误用餐时食用，如：饼干、牛奶、三明治、水果，才不会让血糖变动过大。

◆足部护理所需的东西

如果已经有足部病变，一定要携带足部护理的物品，譬如：乳液、指甲剪、棉袜或毛袜等，而且最好多带两双方便行走的鞋子，旅程中需要长时间行走，可供替换。

◆随身携带“糖尿病识别证件”

患者身上一定要携带“糖尿病识别证件”或戴上刻有“糖尿病”字样的项链或名牌，提供紧急状况处理时可用。

◆与亲友同行

糖尿病患最好不要独自旅行，能与亲友一同出游，出问题时也有个照应，如果真要跟团出游，也务必让同行的团员或游伴知道为糖尿病患者，万一出现低血糖休克时也知道该如何处理。

医师的叮咛

如果到国外旅游的饮食原则，最重要的就是问清楚才吃，如果不认识该食物的种类与性质，就不要随便吃，以免摄取过量造成血糖控制变差。

可身体力行

胰岛素在常温下通常可放置一个月之久都不会变质，但是旅游地点的温度可能与常温不同，因此要小心胰岛素的存放，以免破坏品质，如果到热带地区，可自备小型冷藏袋，且不可放置在车上，车内经过曝晒温度会升高，影响胰岛素品质。

如何预防慢性并发症?

综合前面所述，好好控制血糖、适度运动与饮食、维持适当体重、戒烟酒、压力的缓解、心情调适等，都是预防慢性并发症的最好方法，而且各种血清检验建议控制，也是不可或缺的工作。

糖尿病最常见的并发症是小血管病变，包括：肾病变、末梢神经病变、足病变、眼病变等等，简单的预防之道，就是定期做各项检查，例如：血液检查、眼睛检查、神经学检查等，以了解糖尿病病变程度。

此外，各种并发症的特性不同，预防或延缓发作的方式也不同，例如预防眼睛病变，最好能定期做检查；预防肾脏病变则要从饮食内容限制为主，末梢神经病变最重要的还是要控制血糖值，足病变是神经病变加上血管病变造成的结果，需要特别的照顾。详细说明如下。

预防眼睛病变

应定期做眼睛检查及接受眼科医师的建议治疗。

预防肾病变

严格控制血压、血糖、高血脂值。饮食方面，以限制盐分及低蛋白饮食为主，只要经尿液检查出现微量白蛋白尿或蛋白尿时，就代表有病变出现。

注意事项如下：

1.钠：为盐分主要成分，每日少于5g，配合高

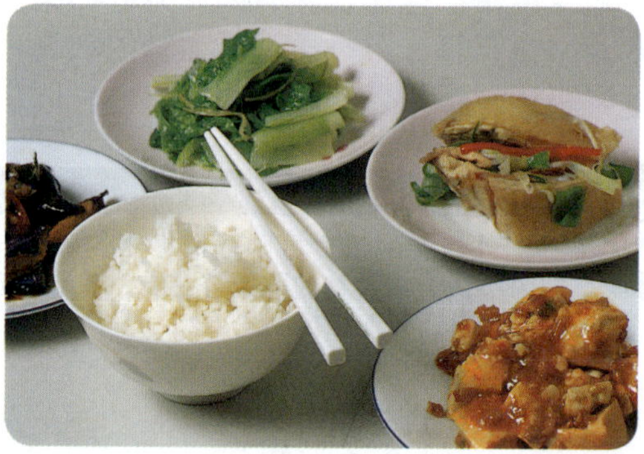

血压控制。

2.其他矿物质的摄取：磷每日600~700mg、钙每日1200~1600mg、钾每日40~120meq(每天尿液小于1000mL时，需限制到40~60meq)。

3.水分：以每日尿出量加500~700mL以维持水分平衡为原则。

4.定时适量运动与饮食控制以期保持理想体重。

5.戒烟。

预防末梢神经病变

最主要的预防方式仍是严格控制血糖值。此外，有些维生素如：维生素B_6、维生素B_{12}（B_{12}因肠胃道吸收的不稳定性，故针剂注射要比口服有效得多）及血循环改善剂等，可帮助治疗末梢神经病变，由于神经病变是不容易察觉的病症，必须严加注意与预防。

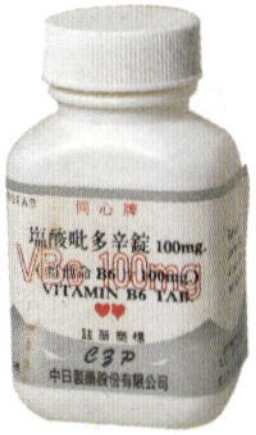

预防足病变

足病变可能是神经病变造成预警差、感觉迟钝，而周边血管病变引起的组织缺氧，保护与修复功能变差，加上血糖过高容易患感染且难以痊愈，不注意的话，最后还可能导致需要截肢的悲剧。预防足病变，一定要预防与治疗神经和周边血管病变，加上正确的足部照顾方法，才能有效预防。

→详见第38~39页

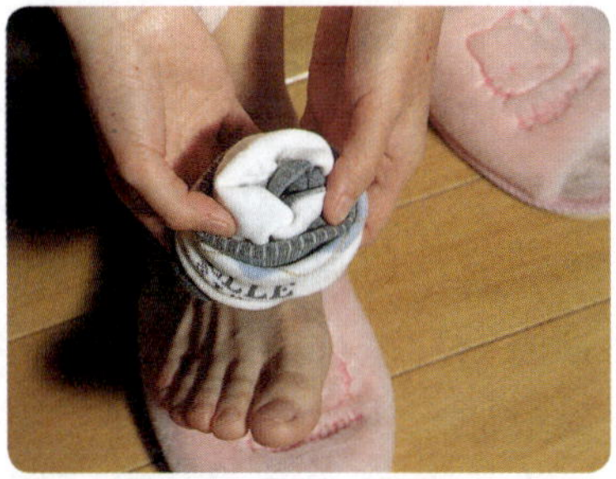

医师的叮咛

造成动脉硬化的危险因子，包括：高血糖、高血压、血脂过高、抽烟、经常情绪不稳等，最佳的预防方法，就是预防糖尿病的饮食原则加上定期适量运动。另外，药物的使用如：阿司匹林，每日100mg的剂量可能降低发生率。

相关的报告

大血管病变，即动脉硬化引起的相关病变，如：脑中风、冠状动脉心血管疾病（如心肌梗塞）、周边血管疾病等，这是使糖尿病患者死亡率大为增加的因素。

并发症的护理

糖尿病严重时会出现各类并发症，这些并发症必须平时就做好护理工作，否则恶化后就很难治疗。以眼睛病变来说，如果放任不治疗，最后可能会导致失明；神经病变如果照顾不良，最后可能面临被截肢的命运；肾病变者可能会变成尿毒症需要洗肾，后果都是非常可怕的。尤其在末梢神经病变方面是最应该注意与预防，因为神经病变者感觉不敏锐，受伤也不容易察觉，如已罹患的人，应该好好医治以免恶化，以免太过严重难以治疗。而且要养成定期找神经科医师或提醒原来主治医师做相关的检查，至少一年一次，并对相关症状做了解，最好定期自我测试，这些包括感觉、运动与自主神经系统三方面，如果发觉有相关症状，一定要告诉医师做适当的处理。

神经病变症状测试

感觉系统

为麻木，四肢末端像戴着手套、袜子样的感觉不灵敏，灼热感，刺痛，触电感，撕裂痛、紧，早期的病变对轻触异常敏感等。

运动系统

以肌肉力量减少为主，如细微动作困难，像转钥匙、开瓶口、脚步拖拖拉拉等，或是大动作困难，像爬楼梯困难、坐椅子站不起来、容易跌倒、手臂举不高等。

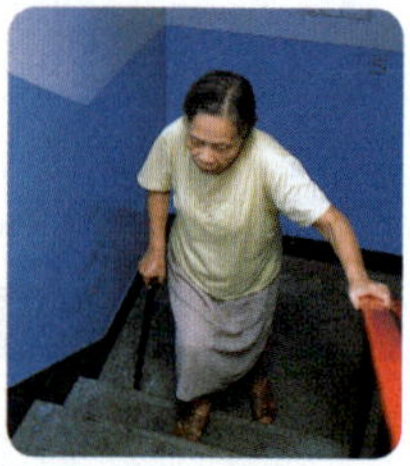

自主系统

无汗或过度出汗、皮肤干燥、晕厥、昏暗中视线不良、对强光缺乏忍受力、性功能障碍、排尿困难、呕吐、夜间腹泻或便秘等。

患者该注意的事

有糖尿病末梢神经病变的人感觉较迟钝，对冷热水的感觉也变差，因此容易导致烫伤而不自觉。浸脚水、洗手或洗澡水，需注意由别人先试水温，以免烫伤或冻伤。尤其是糖尿病患者伤口复原很差，要尽量避免受伤。

- 糖尿病患者容易产生压迫性神经病变，应指导如何避免反复损伤，像坐着时两脚交叉和手肘倚靠，或开车时手依靠车窗，都是必须避免的。

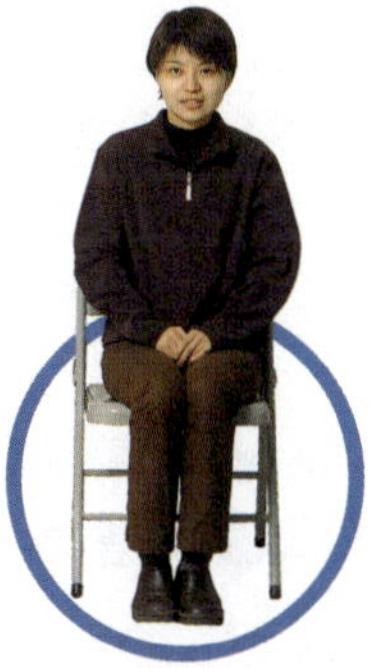

正襟危坐

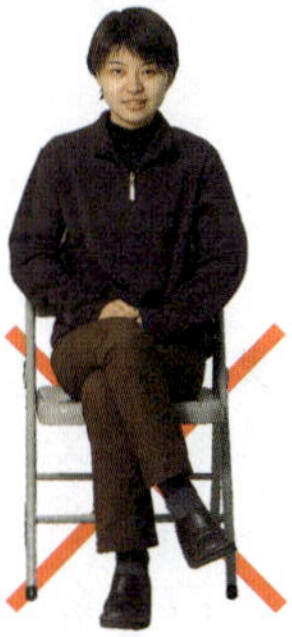

翘二郎腿

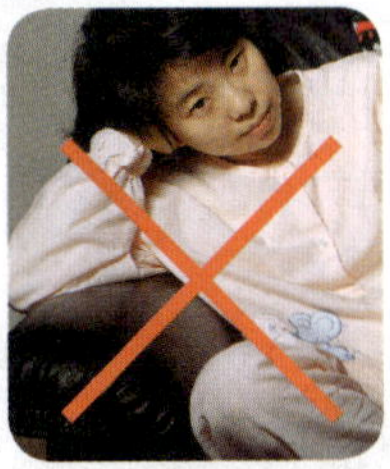

手肘靠倚

- 固定修剪脚趾甲，脚趾甲要剪成齐平而非圆形，以免脚指甲嵌入指肉引起发炎。

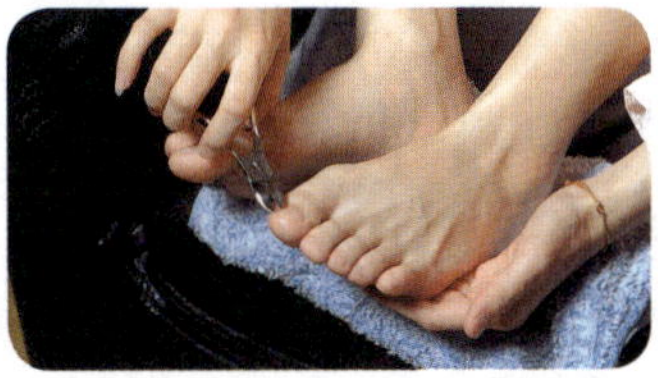

- 经常检视足部与鞋子的状况，有小石头要尽早拿出来以免足部受伤溃烂，不易复原。

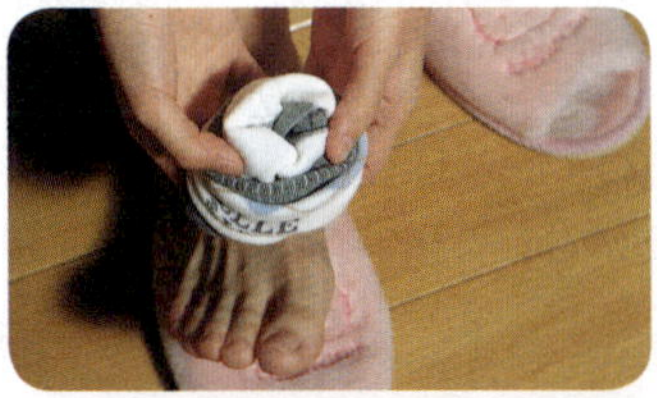

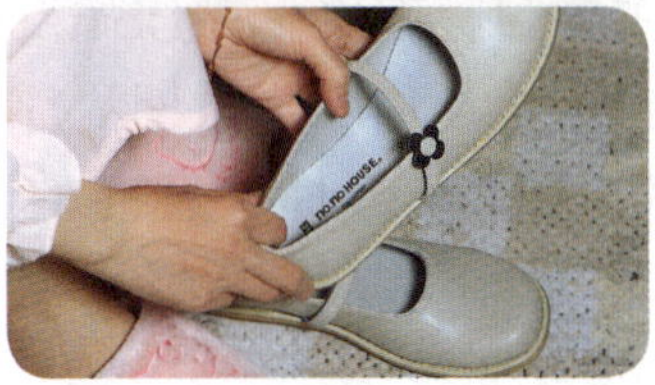

- 其他生活上的注意事项同一般糖尿病患者。

糖尿病可以预防吗?

从某些角度来看，第2型糖尿病是可以预防的。虽然糖尿病的病因尚未完全理清，但可确定的是与遗传及环境因子密切相关，有些糖尿病族群遗传所占比例较重，有些糖尿病则是环境引起为主，如饮食、肥胖。因此，预防糖尿病之道在于注意并改善饮食习惯、固定运动、控制体重等，可达成糖尿病的基础预防。另外，想预防糖尿病，也应该包括戒烟，因为吸烟会增加血管硬化病变及并发心血管疾病的危险。

从公共卫生学的角度来看，预防糖尿病可分为初段、次段、末段预防三个阶段。初段预防的主要目标在降低糖尿病发生率，次段预防主要为早期诊断、早期治疗，而末段预防主要在于急、慢性并发症的预防与治疗。详细说明如下。

初段预防

主要目标在降低糖尿病发生率，做法是对糖尿病高危险群加强调整饮食、控制体重与固定运动，达到预防或延缓发作，初段预防的对象是以尚未罹患糖尿病但为糖尿病高危险群的人为主。

注意并改善饮食习惯

◆均衡的饮食习惯

前面提到过以理想体重来计算每日所需热量(详见本书第86~89页)，每日摄取糖类、脂肪、蛋白质应分别占每日总热量的**50%~60%**、**25%~30%**、**15%~20%**，而**1**克碳水化合物、脂肪、蛋白质分别会产生**4**、**9**、**4**卡的热量，以此计算应食物种类与分量。

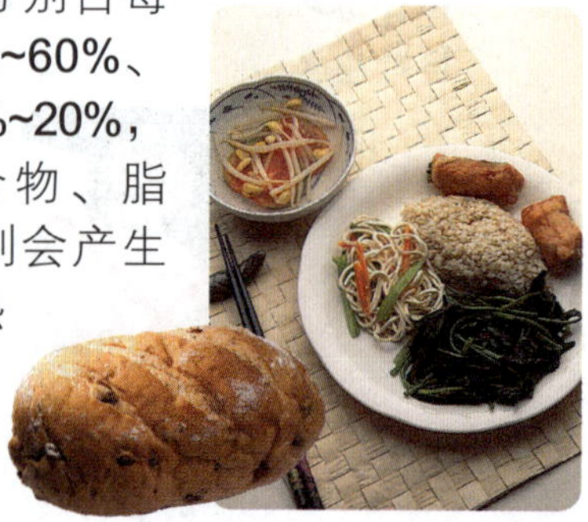

◆现在无糖尿病者，一般以30卡/kg为基准，视工作或活动量加减5卡

如果理想体重为60kg，则每天摄取总热量为60×30=1800卡，计算后碳水化合物、脂肪、蛋白质分别是900~1080卡、450~540卡、270~360卡，换算成重量则每日摄取量分别为225~270g、50~60g、67.5~90g。

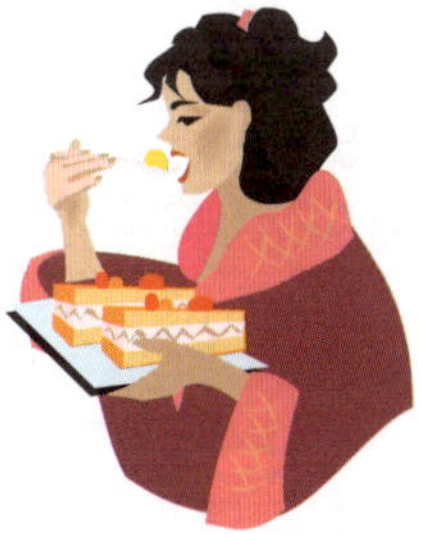

◆减重时则可采25卡/kg为标准

如果理想体重为60kg，每日摄取总热量应为60×25=1500卡，若超过72kg才需要减重。此时碳水化合物、脂肪、蛋白质分别是750~900卡、375~450卡、225~300卡。换算成重量则碳水化合物、脂肪、蛋白质的每日摄取量分别为187.5~225g、41.67~50g、56.25~75g。

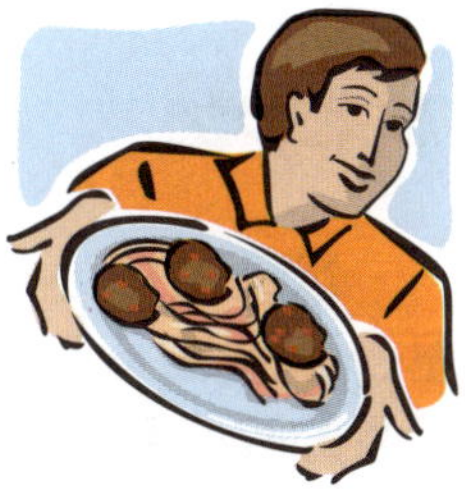

◆糖尿病合并肥胖时，可以22卡/kg计算基本热量

如果目前体重80kg，但理想体重为60kg，每日摄取总热量可为60×22=1320卡。此时碳水化合物、脂肪、蛋白质分别是660~792卡、330~396卡、198~264卡。换算成重量则碳水化合物、脂肪、蛋白质的每日摄取量分别为165~198g、36.7~44g、49.5~66g。

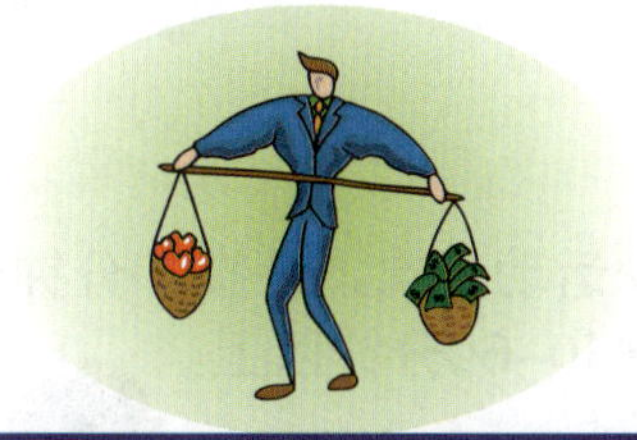

医师的叮咛

每日总热量之摄取，会依性别、年龄、身体状况等因素有所不同，在决定使用每千克几卡作为计算热量标准时，最好能先请教医师或营养师。

相关的报告

预防医学之初段预防指：在疾病未发生前，避免其发生常用的方法是促进健康（heath promotion）及特殊防护（sepecific protection）。前者为健康教育，透过运动、饮食及生活习惯改变达到促进健康的目的，后者像是施打疫苗，免于特殊疾病的伤害，如B型肝炎、德国麻疹疫苗等。

固定运动

运动的好处在于增加心肺功能、消耗热量、降低血压、减少血中游离脂肪酸、增加胰岛素的敏感度等。可参考以下的建议进行。

◆以大肌肉群有氧运动为主

例如慢跑、快步走、散步、游泳、骑脚踏车、跳舞、韵律操、太极拳等，选择自己喜欢的方式或是有同伴一起做运动，较能持之以恒。

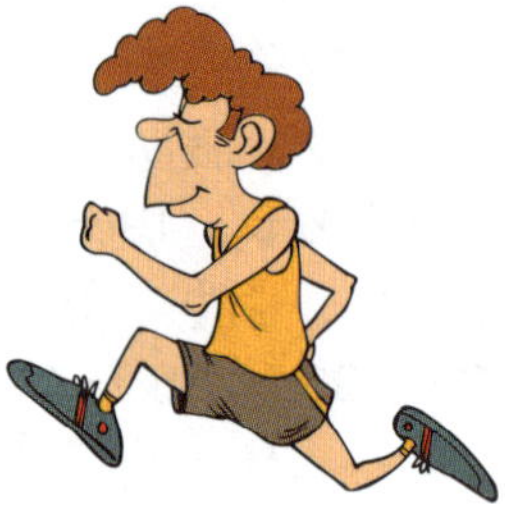

◆每周至少运动三次，每次20分钟以上。如为散步需40~60分钟以上。

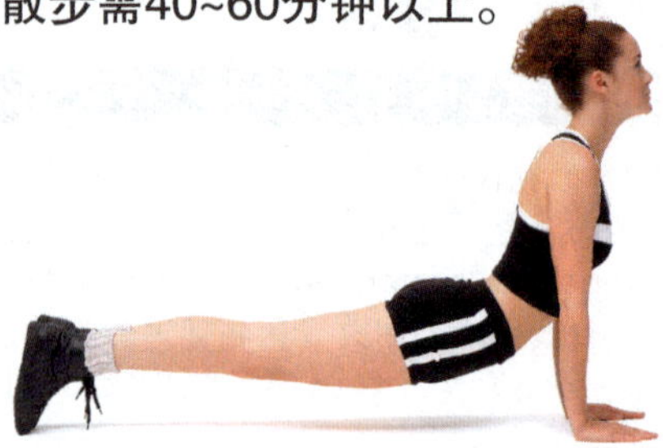

◆最好能达到最大心跳速率

有效的运动要达到最大心跳速率的60%以上，稍微流汗，有点喘又不太喘是最理想的情况。

最大心跳速率的计算方法为220－年龄。例如50岁的人，最大心跳速率为220－50=170。而应达到心跳速率为170×0.6=102左右。

◆注意事项

需先做适当的热身运动，不宜太过勉强，如有不适现象要立即停止，并就医检查。宜先经过健康检查，并请教医师后再行开始运动。

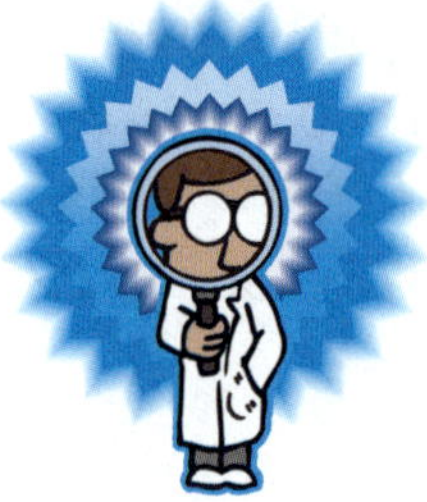

控制体重

肥胖与糖尿病的关系，很早就被注意到了，如果能控制体重，便可以减少糖尿病的发生机会。标准体重以身体质量指数来说(详见本书第86~87页)，世界卫生组织亚太标准为23，超过23为过重，超过25为一级肥胖，超过30

为二级肥胖。我国卫生署版本为25.0，超过25.0为过重，超过27.0为肥胖。

◆身体质量比(BMI: body mass index)

以千克计量的体重值除以以米计量的身高值，再除一次以米计量的身高值。例如体重60kg，身高170cm者，BMI值为60除以1.7得35.3，再除以一次1.7得20.8。

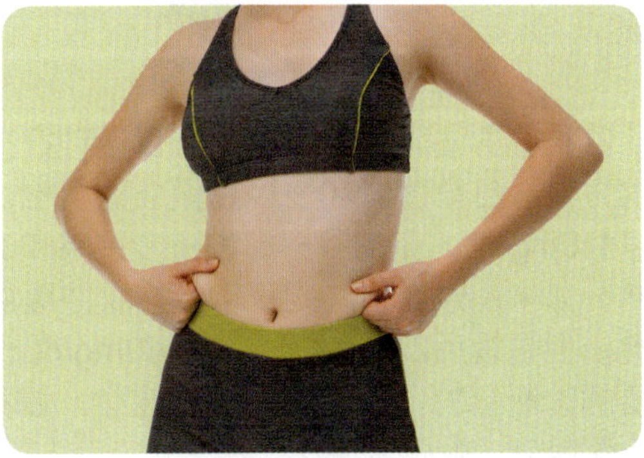

◆减肥过程宜多咨询专业人员

体重过重或已达肥胖程度的人，要减重时须以个人的状况为判断，不能一概而论，应循序渐进，原则上每周减0.5~1kg较为理想，最好先请教医师后再进行减重较安全，尤其是本身患有慢性疾病的人，更要小心以免减重并发症出现。

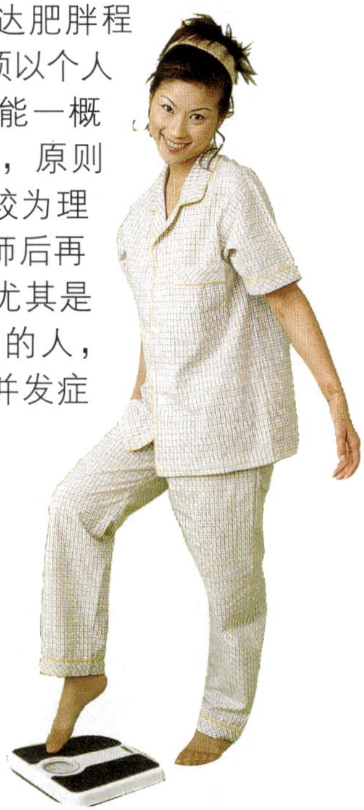

白天运动

可以的话尽量不在夜间运动，因为有一种低血糖症是迟发型运动后低血糖，会在运动之后3小时发作，假如在夜间做运动，发作时间可能延发至睡眠之时，危险性很高，而且夜间视线较差，容易发生意外，最好还是白天运动。

控制饮食

肥胖是糖尿病很重要的诱因，因此要预防糖尿病，饮食控制是很重要，尤其糖尿病患者，每日要定时定量，依照营养师的建议饮食，确实执行。

次段预防

主要目标在于糖尿病的早期诊断、早期治疗，针对尚未罹患糖尿病的高危险群或初期的糖尿病患者，至少一年一次的血糖值检验，可以了解糖尿病的状况，并且预防并发症。

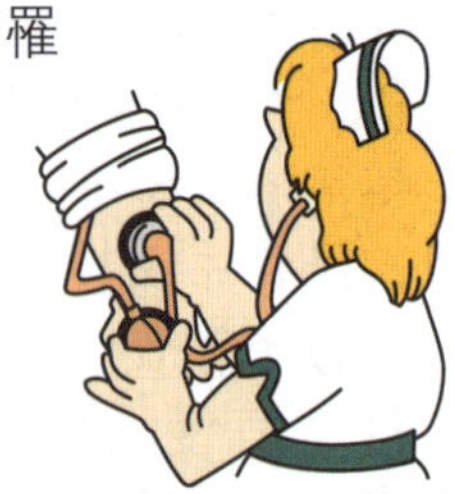

筛检的重要性

台湾的研究报告指出，如果没有进行筛检的工作，有的糖尿病患者往往发病4~7年后才被诊断出来，因此为及早发现及早治疗糖尿病，筛检工作是不能缺少的。

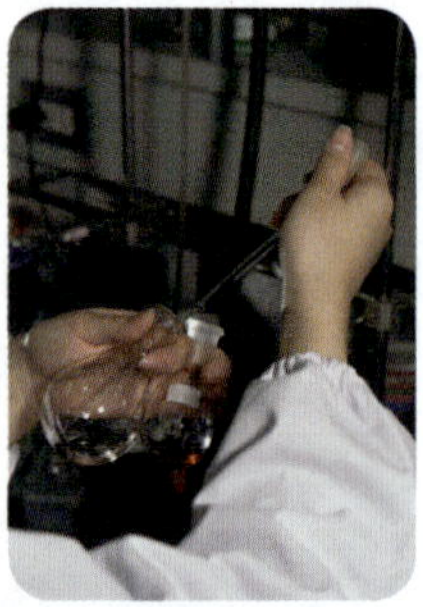

参加糖尿病课程

有的大型医院或医学中心，会开设糖尿病教室等课程，目的在帮助糖尿病患者了解糖尿病，使糖尿病患者尽早学会自我护理，掌握正确的治疗方式，如果你已经是糖尿病患者，请务必要参加此类课程，它可以使往后的治疗效果更佳。

预防并发症

糖尿病的并发症与血糖过高有关，也能经由良好控制血糖而避免或延缓发生，因此筛检工作要能持续。

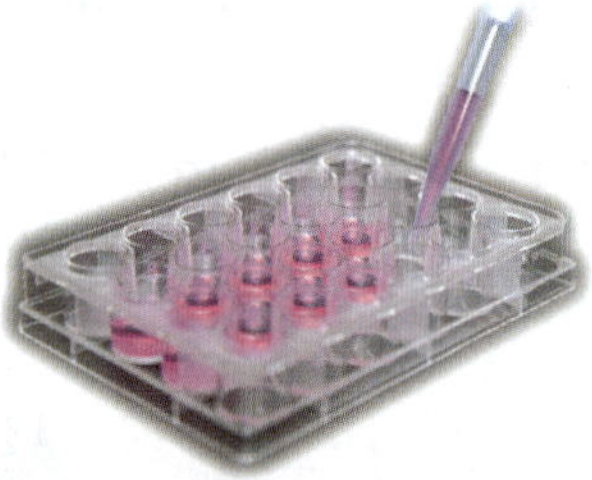

检验方式

筛检的方法以空腹血糖最为公认可行又可靠的方法。目前建议40岁以后做血糖筛检，如超过110mg/dL，则需找医师进一步追踪和确定诊断，如未超过此值，则三年做一次空腹血糖检验。但是饭后2小时血糖超过140mg/dL也是重要的诊断标的，所以若是高危险群，必须同时检查饭前、饭后。

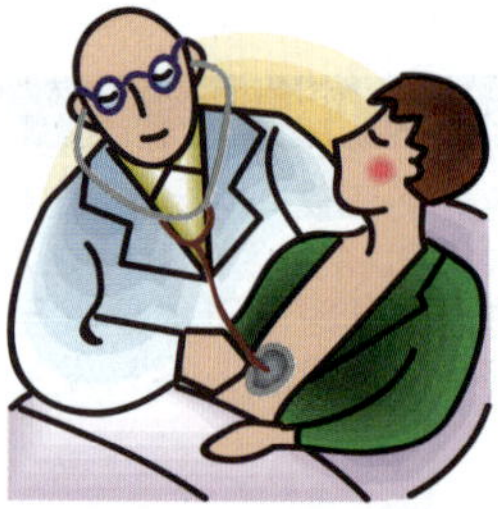

末段预防

主要目标在急、慢性并发症的预防与治疗，预防的对象是已罹患糖尿病的患者，尤其病史较久、病情较为严重者。

预防与延缓并发症

良好控制血糖可以预防或延缓糖尿病小血管并发症、大血管并发症如脑中风、冠状动脉心脏病等。控制血糖和维持理想体重、治疗高血压和高血脂症、鼓励运动及饮食控制等是最佳的治疗方法。

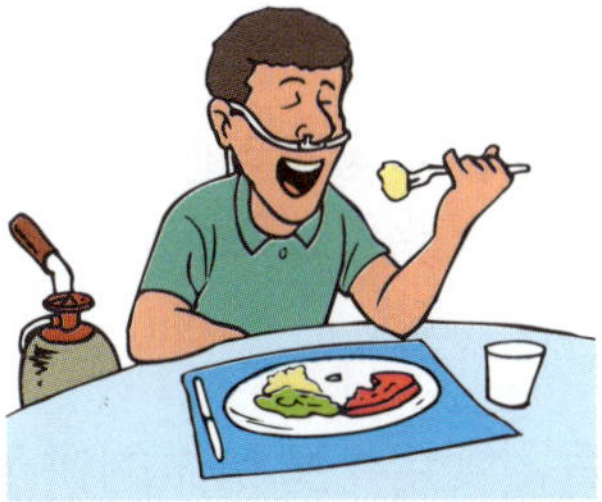

戒烟

抽烟会增加动脉硬化及影响微细循环，这两者分别是造成大血管病变与死亡率上升有关及与并发症有密切关系。因此戒烟的重要性不言而喻，同时也可算是糖尿病的初段预防。

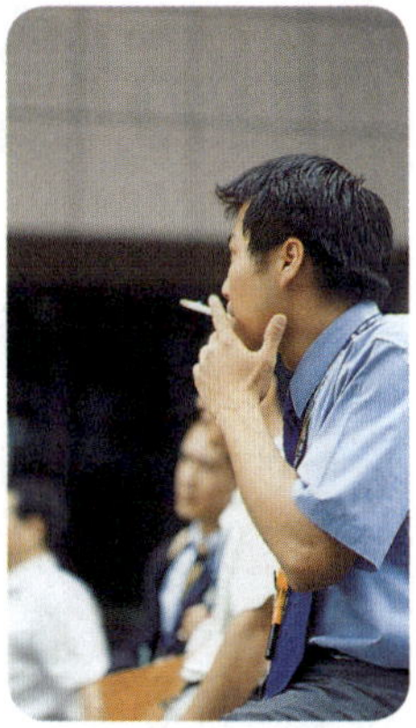

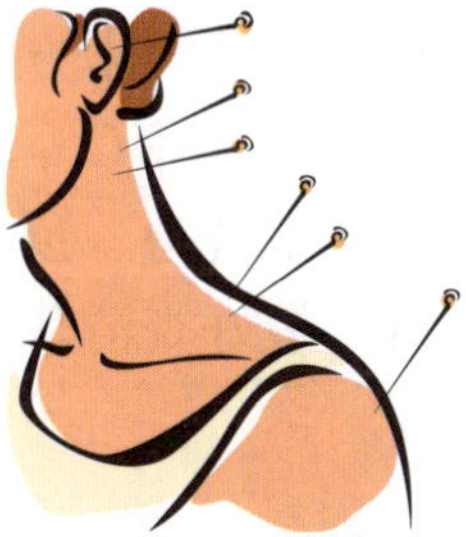

◆戒烟可借助针灸、戒烟贴片、戒烟口香糖、戒烟体等帮助。

末端预防

理论上末端预防应指已有糖尿病神经病变的患者，通过足部护理、药物治疗等，避免截肢及其他后遗症。已有视网膜眼底病变，则应接受激光治疗，避免出血失明的危险。

相关的数据

末段预防在预防医学中是指已罹病或发生并发症者，可利用药物治疗或物理治疗方式，避免残废或死亡，并尽可能让患者恢复正常生活。

预防糖尿病该怎么吃?

其实预防糖尿病的最佳办法与糖尿病患的饮食原则相同，就是保持理想体重与均衡适量的饮食。除此之外，某些食物与维生素及微量元素的补充，也能稳定血糖与预防糖尿病，食物方面，如蓝莓叶、大蒜、洋葱与秋葵与豌豆等，有帮助预防糖尿病的作用，平时可以多加利用；营养素方面，可以补充铬、钾、锌、镁与维生素C等，增进胰岛素的利用、增加身体抵抗力、预防感染等，但使用上不宜过量，最好查清楚建议用量或请教医师或营养师。

平常该多吃的食物

预防糖尿病的不二法门在于适量运动、保持理想体重、均衡饮食等，此外，有益的营养品或食物，对预防糖尿病也有某种程度的帮助，但记得用量要适当，而且最好能先请教过医师或营养师。

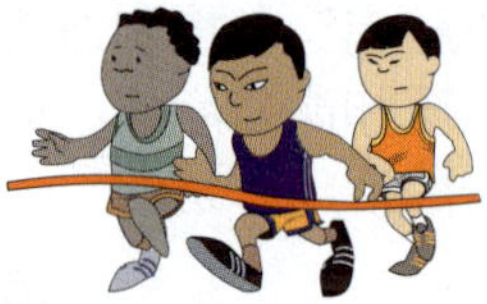

食物类

◆**蓝莓叶**

做成的煎剂，富含可溶性纤维素，延长糖分的快速吸收，因此可以降低血糖。

◆**牛蒡**

淀粉餐后，食用牛蒡粉做的饼干，可以降低血糖升高的几率。

◆**大蒜**

大蒜所含蒜辣素能刺激胰岛素活动，提升身体对糖的利用，因此可降低血糖，更因含有许多有益成分，亦可降低血压及胆固醇，同时可提高抗病能力，可降低血压、血糖与胆固醇。

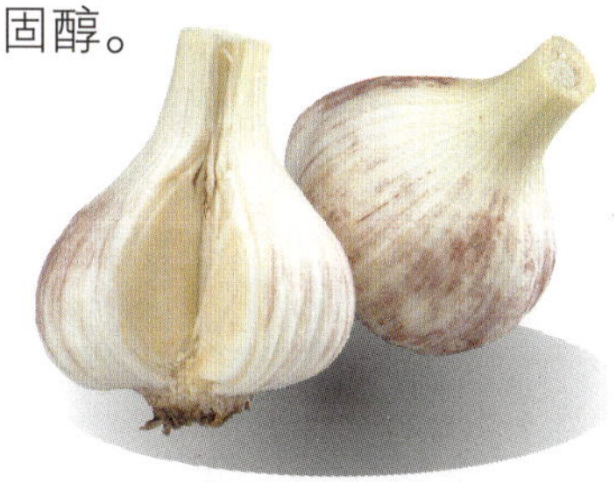

◆**洋葱**

不管生吃或煮过，均具有刺激胰岛素分成及释放的作用，且含有抑制血糖的成分，因此能帮助降低血糖。

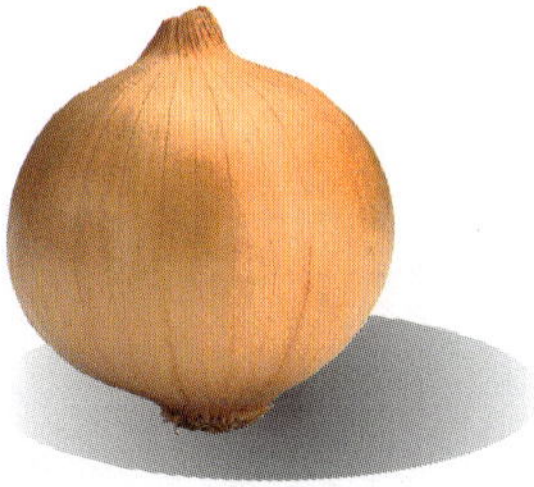

◆**肉桂**

每一餐食物使用少量肉桂粉调味，可以刺激胰岛素活动，提高身体利用糖的效率，因此可以减少胰岛素的需要量。

◆**秋葵与豌豆**

可以帮助稳定血糖值，也可提供饮食所需的纤维素。（这类纤维能够延长糖分被吸收的时间）

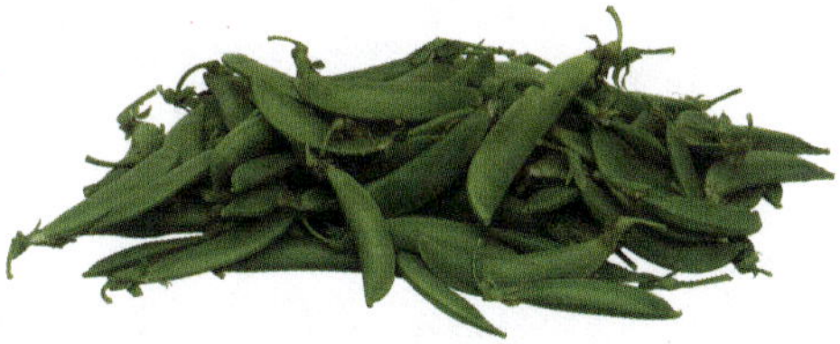

可补充综合维他命

如果想补充营养素钾、镁、锌等微量元素，可能想单一购买不容易，其实在一般综合维生素里面，多半会有这些微量元素，因此补充综合维生素即可。

可选用代糖

减少糖的摄取有助于预防糖尿病，喜欢甜食的人，可以改用阿斯巴甜的代糖，一来减少热量摄取，二来避免不必要的糖分。可单买糖包来掺在食物、甜点或饮料中，也可以在日常饮料中选用。国外各式饮品多有此类选择，国内目前似乎只有健怡可口可乐使用这种代糖。

PART 1 建立正确观念
PART 2 认识糖尿病
PART 3 自我检查
PART 4 诊断与治疗
PART 5 日常保健与预防
附录

附录

糖尿病患者建议食物交换表

日常生活消耗热量表

项 目	热量（卡）	项 目	热量（卡）
聊天（60分钟）	65	洗衣服（60分钟）	140
吃饭（30分钟）	30	吸地毯（30分钟）	53
煮饭（60分钟）	140	换衣服（10分钟）	60
打扫（20分钟）	56	洗澡（30分钟）	88
爬楼梯（3分钟）	18	逛街（2小时）	270
上班（6小时）	960	快步走路（20分钟）	64

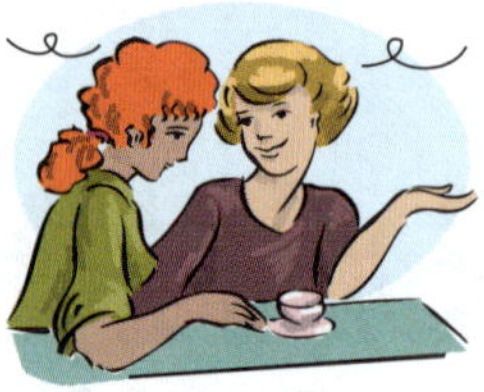

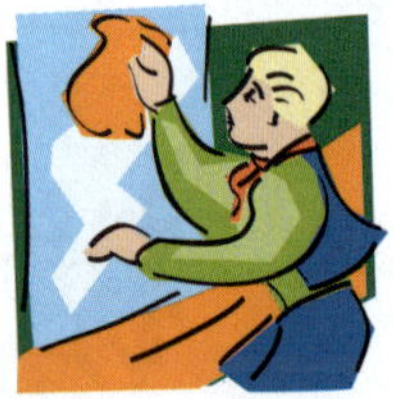

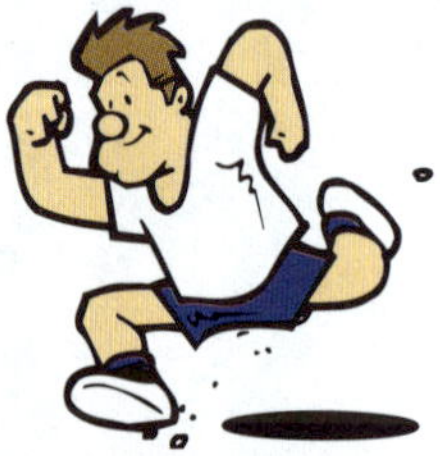

运动消耗热量表

年龄20~30岁
男性体重约70kg
女性体重约60kg
消耗80卡所需时间

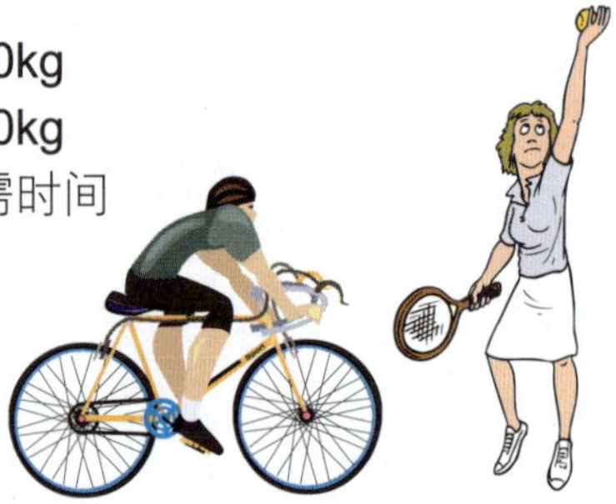

项 目	男（分钟）	女（分钟）
散步	23	27
慢跑	8	10
骑脚踏车	27	32
快走	19	23
跳社交舞（快速）	14	17
打乒乓球	14	17
打羽毛球	11	14
打网球	11	14
游泳	7	8
赛跑	6	7

食物交换表

五谷根茎类

建议糖尿病患者：
每餐3或4份
一份：含蛋白质2g、糖类15g、热量70千卡

名称 / 份数	分量(g)	名称 / 份数	分量（g）
饭1/4碗	50	1片吐司（小）	25
馒头1/4（中）	30	玉米1/3根5	50
粥1/2碗	125	马铃薯1/2个（中）	50
面条1/2碗（熟）	60	番薯1/2个（小）	60
拉面1/4碗	25	饺子皮4张	30
小汤圆10粒	30	馄饨皮7张	30
萝卜糕1块	70	小餐包1个	25
麦片3汤匙	20	麦粉4汤匙	20
苏打饼干3片	20	猪血糕1块	30
红豆1匙	20	冬粉1/2把	20
绿豆1匙	20	米粉1/2碗	40

资料来源：（台湾省）行政院卫生署 糖尿病防治手册

蛋、鱼、肉类

建议糖尿病患者：
每餐1或2份

◆低脂类
一份：蛋白质7g、脂肪3g以下、热量55千卡

项目名称（生食）	分量（g）	项目名称（生食）	分量（g）
牡蛎	65	鸡肌肉、鸡胸肉	30
文蛤	60	鸡腿	30
章鱼	55	猪肝、猪心	40
花枝	40	猪里肌肉、后腿肉	35
草虾	30	火腿(+5g糖类)	45
鱼丸	60	猪肉干(+10g糖类)	25
小虾米	10	牛肉干(+10g糖类)	20

资料来源：（台湾省）行政院卫生署 糖尿病防治手册

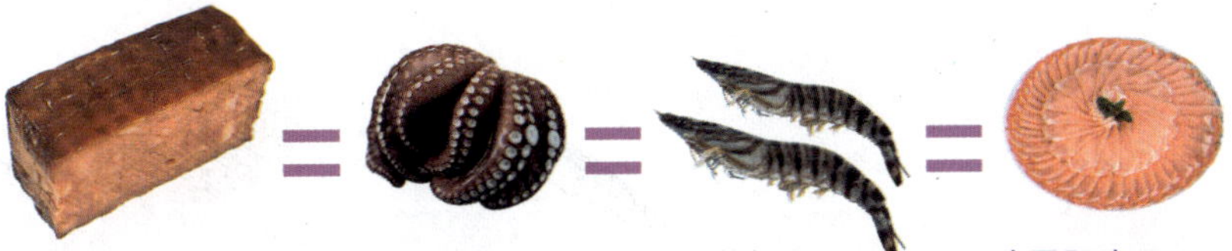

火腿45g ＝ 章鱼55g ＝ 草虾30g ＝ 猪里肌肉35g

◆中脂类

一份：蛋白质7g、脂肪3g以下、热量75千卡

项目名称（生食）	分量	项目名称（生食）	分量（g）
鳕鱼	50g	猪小排、猪脚	35
虱目鱼	35g	羊肉	35
乌鱼	35g	猪肉松(＋5g糖类)	20
鱼松(＋10g糖类)	25g	鸡翅、鸡排	35
鱼丸(＋7g糖类)	60g	鸡爪	30
猪舌头	40g	猪小肠	55
鸡蛋	1个	猪肚	50

资料来源：（台湾省）行政院卫生署 糖尿病防治手册

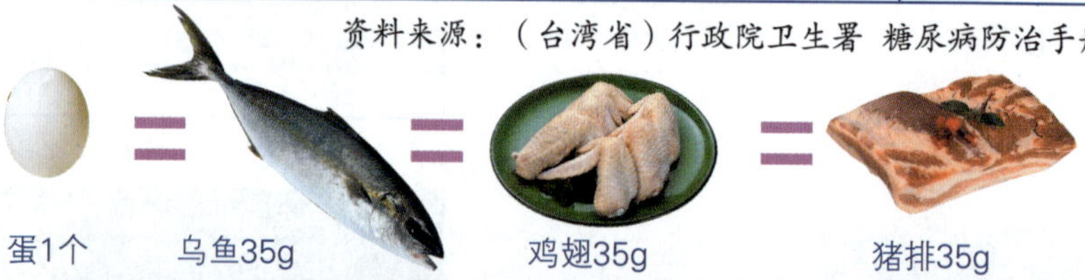

◆高脂类

一份：蛋白质7g、脂肪10g以下、热量120千卡

项目名称（生食）	分量（g）	项目名称（生食）	分量（g）
乳酪	35	梅花肉、五花肉	45
秋刀鱼	35	香肠	40
猪后腿肉	35	热狗(＋10g糖类)	50
牛条肉	35	牛腩	45
腊肉	25	猪大肠	100

资料来源：（台湾省）行政院卫生署 糖尿病防治手册

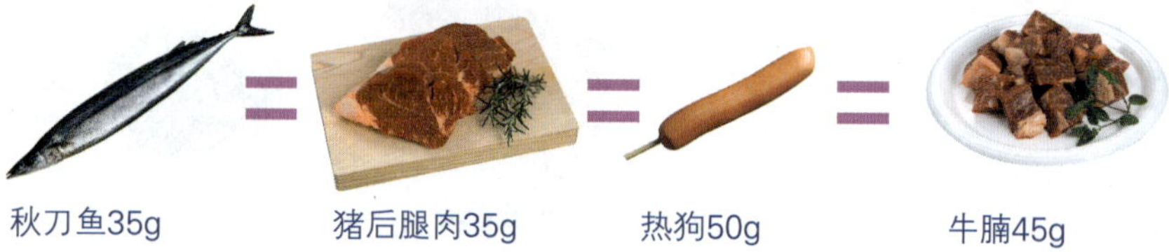

豆类

建议糖尿病患者：
每餐约1份

◆**低脂类**

一份： 蛋白质7g、脂肪3g、热量55千卡

项目名称（生食）	分量（g）	项目名称（生食）	分量
黄豆(+5g糖类)	20	豆腐乳	60g
毛豆(+10g糖类)	60	臭豆腐	60g
豆皮	15	豆浆（市售含糖）	约80mL

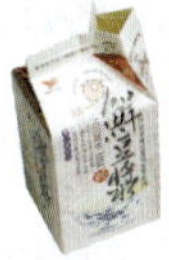
豆浆80mL
=
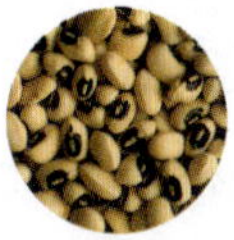
黄豆20克

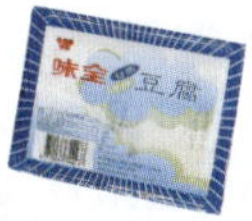
嫩豆腐140g(约半盒)
=
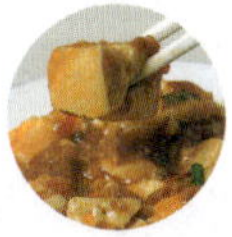
油豆腐35g

◆**中脂类**

一份： 蛋白质7g、脂肪5g、热量75千卡

项目名称（生食）	分量（g）	项目名称（生食）	分量（g）
油豆腐(+2.5g油脂)	35	嫩豆腐	140(1/2盒)
五香豆干	45	传统豆腐	80
黄豆干	70	素鸡	45

蔬菜类

建议糖尿病患者：每餐至少1或2份

一份： 约100g，含蛋白质1g、糖类5g、热量25千卡

深色蔬菜	浅色蔬菜	菇瓜豆类
西洋菜	小白菜	木瓜
芹菜	大白菜	大黄瓜
青椒	大头菜	冬瓜
莴苣	包心菜	苦瓜
芥菜	萝卜	丝瓜
	茄子	葫芦
	苜蓿芽	扁蒲

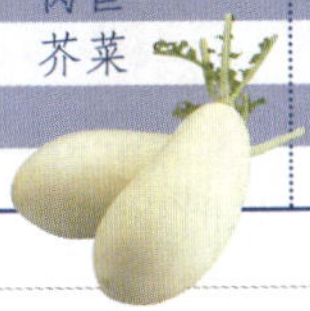

一份： 约100g，含蛋白质2g、糖类5g、热量25千卡

深色蔬菜	浅色蔬菜	菇瓜豆类
金针	石笋	鲍鱼菇
芥蓝菜	冬笋	小黄瓜
青江菜	绿竹笋	扁豆
空心菜	茭白笋	
	油菜	芦笋
	韭菜	花椰菜
	番茄	高丽菜
	雪里红	韭黄
	白苋菜	绿豆芽

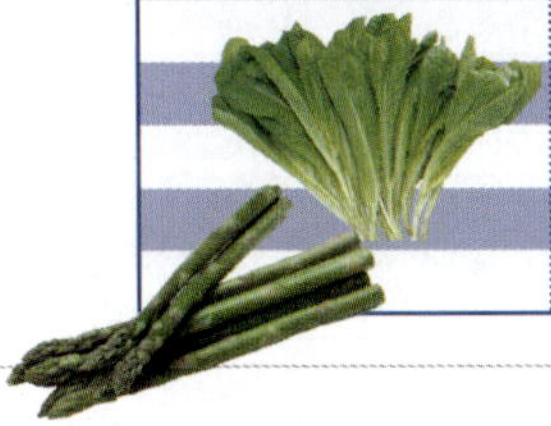

一份：约100g，含蛋白质1g、糖类5g、热量25千卡

深色疏菜	浅色蔬菜	菇瓜豆类
小麦草	玉米笋	金针菇
九层塔	孟宗笋	草菇
金花菜	豌豆苗	香菇（湿）
龙须菜	芦笋花	蘑菇
黄秋葵	高丽菜心	南瓜
波菜		四季豆
番薯叶		豌豆夹

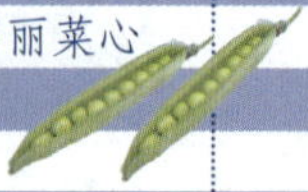

资料来源：（台湾省）行政院卫生署 糖尿病防治手册

一份：糖类15g、蛋白质1g、热量60千卡

名　称	可食用(g)	分量(个)
山竹	90	5
加州李	120	1
芒果	100	1/4
枇杷	125	
柑橘	150	1
柳丁	130	1
白文旦	115	3片
香蕉	55	1/2
桃子	220	
水蜜桃	135	1
荔枝	90	5
凤梨	125	1/10
莲雾	225	3

水果类

建议糖尿病患：每日2份

一份：糖类15g、蛋白质0.5g、热量60千卡

名　称	可食用(g)	分量(个)
番石榴	90	2/1
百香果	60	2/1
李子	145	4
红柿	70	1
香瓜	130	2/1
杨桃	180	2/1
葡萄	100	13
葡萄柚	140	1/2
苹果	110	1
樱桃	80	9

资料来源：（台湾省）行政院卫生署 糖尿病防治手册

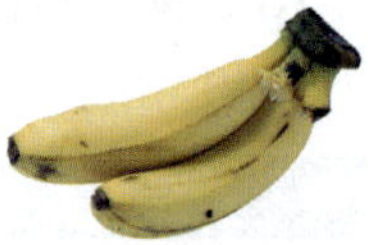

香蕉55g(半根)

=

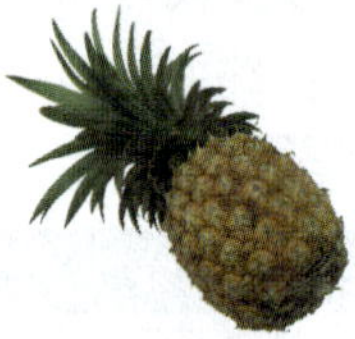

凤梨125g(1/10片)

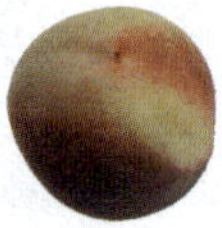

水蜜桃135g(1个)

=

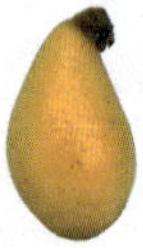

枇杷125g

一份： 糖类15g、蛋白质1.5g、热量60千卡

名　称	可食用(g)	分量(个)
木瓜	200	1/2
哈密瓜	330	1/2
番茄	180	一片（1/4个切八片）
黄西瓜	210	1/8
奇异果	110	1
草莓	160	9
鸭梨	95	1/4
番石榴(泰国)	140	1/2
释迦	190	2
柠檬	190	2

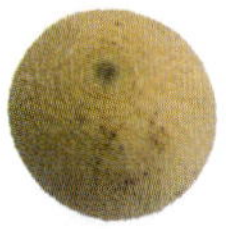
哈密瓜330g(1/2个)

=

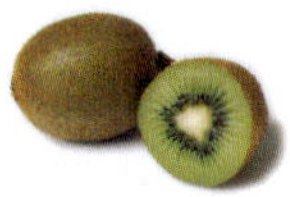
奇异果110g(1个)

奶类

建议糖尿病患：每日1份

一份： 奶类：

一盒鲜奶　（240mL）	4匙全脂奶粉
一盒低脂奶（240mL）	3匙低脂奶粉
一盒脱脂奶（240mL）	3匙脱脂奶粉

资料来源：（台湾省）行政院卫生署 糖尿病防治手册

油脂类

建议糖尿病患：每餐约2份

一份： 脂肪5g、热量45千卡

名　称	可食用(g)	分量
大豆油	5	1茶匙
玉米油	5	1茶匙
花生油	5	1茶匙
椰子油	5	1茶匙
橄榄油	5	1茶匙
葵花子油	5	1茶匙
麻油	5	1茶匙
牛油	5	1茶匙
猪油	5	1茶匙
奶油乳酪	12	2茶匙
瓜子	7	约50颗
杏仁果	7	5粒
开心果	7	10粒
花生酱	8	1茶匙
沙拉酱	10	2茶匙

资料来源：（台湾省）行政院卫生署 糖尿病防治手册

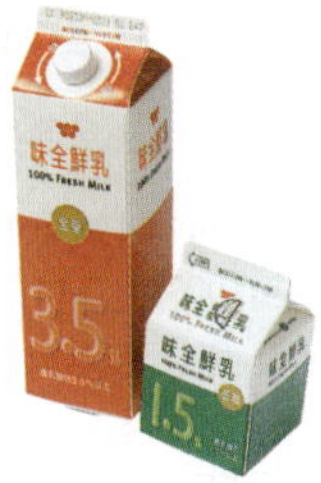

全脂含热量150千卡
低脂含热量120千卡
脱脂含热量80千卡

图书在版编目（CIP）数据

糖尿病健康指南/王治元等编著.—北京：中国农业大学出版社，2009.3
ISBN 978-7-81117-620-9

Ⅰ.糖… Ⅱ.王… Ⅲ.糖尿病—防治—指南 Ⅳ.R587.1-62

中国版本图书馆CIP数据核字（2008）第175895号

著作权合同登记图字：01-2008-3416

书　　名　糖尿病健康指南
作　　者　王治元　等　编著

策划编辑　六睿工社　　**责任编辑**　姚慧敏
封面设计　东方黑马　　**责任校对**　王晓凤　陈莹
出版发行　中国农业大学出版社
社　　址　北京市海淀区圆明园西路2号　　**邮政编码**　100193
电　　话　发行部 010-62731190,2620　　读者服务部 010-62732336
　　　　　编辑部 010-62732617,2618　　出　版　部 010-62733440
网　　址　http://www.cau.edu.cn/caup　　e-mail　cbsszs@cau.edu.cn
经　　销　新华书店
印　　刷　北京鑫丰华彩印有限公司
版　　次　2009年3月第1版　　2009年3月第1次印刷
规　　格　889×1 194　24开本　6.25印张　144千字
定　　价　30.00元

图书如有质量问题本社发行部负责调换